介護予防と
介護期・終末期リハビリテーション

Rehabilitation

大田仁史

序にかえて

前著『終末期リハビリテーション』の改訂のため一刷りの発刊日を見ましたら、二〇〇二年（平成十四年）の日付でした。ひと昔以上も前の出版ですから改訂するにはいかにも日が経ちすぎています。しかもこのときには、「終末期」の定義があいまいだったため（今でもあいまいではありますが）、その後の議論の末に「介護期」という新しい言葉が必要になってしまいました。いずれにせよ一〇年の間に世の中は高齢化に向かってどんどん進み、そのための制度が新しく生まれ、改定され、また新しいもの、そしてまた改定されるなどめまぐるしく変化しました。年寄りはそれを追いかけきれません。現場で忙しく働いている人は、それこそ朝令暮改ともいえそうな制度変更の嵐にもまれていると思われます。しかし、そのような大きく変わる制度に合わせて一日いちにちを過ごさなければならないときこそ、自分の仕事の本筋《ほんすじ》を考えることが必要ではないでしょうか。

一〇年の時の流れのなかで、あえて『終末期リハビリテーション』の改訂に関わることで整理するものは何かと考えたとき、まず、「終末期」を「介護期・終末期」と変えることでした。これは、私自身の考えが整理されてきたことにもよりますが、時代が介護のなかにリハビリテーション（以下、特に意味をもたせない場合は「リハ」とする）を注入する要請が強くなったことにもよると思います。二〇〇〇年（平成十二年）に「回復期リハビリテーション病棟」という、医療のなかに生活モデルの病棟が生まれ、しかも介護福祉士がスタッフとして参入するなどもわかりやすい例だと思います。

社会の高齢化が進み、要介護高齢者の急増のため先々介護保険の存続が危ぶまれ、そのために生まれた考えが「介護予防」という言葉でした。言葉として出現したのは二〇〇〇年ですが、二〇〇三年（平成十五年）に堀田力氏が委員長を務めた高齢者介護研究会から「二〇一五年の高齢者介護～高齢者の尊厳を支えるケアの確立に向けて～」と題する報告書が出され、尊厳を守るためには介護予防とリハビリテーションが必要であるとされました。この報告書で介護予防が大きくクローズアップされたのです。二〇〇〇年からスタートした介護保険は介護保険法第四条に、「国民の努力及び義務」として介護予防の概念が述べられています。しかし、介護予防というはっきりした言葉として動きだしたのは、二〇〇三年のこの報告書以降です。

高齢者に対する社会資源が不足するなかで、団塊世代がすべて七十五歳以上の後期高齢者になる二〇二五年（平成三十七年）に向けて、国はいくつかの対策の「矢」を撃ち続けています。そのなかでいちばん力を入れているのが地域包括ケアシステムの構築です。病院や施設だけでなく在宅での医療やケアを重視しようとする考えです。これは、病院モデルや施設モデルでなく在宅生活モデルをつくりあげるという計画です。今までにないやり方ですから都道府県、市町村などの行政機関や関係する専門家集団も大わらわです。

その地域包括ケアシステムの中で重視されているのが、介護予防なのです。それにはリハと介護の連携が強く求められています。

大まかな流れは以上のようですが、肝心の「介護予防」はどのように理解され実施されてきたのでしょうか。概念は介護保険法第四条で汲みとれます。しかし、これは本当に大雑把な概念ですから、さらにきちんと内容を整理して考えなければなりません。それを考えていると、介護予防は当然、介護期・終末期にも関係することが明白で、そのことをきちんと通して考えておくべきだと思いました。それが今回の改訂に介護予防を第一部に据えた理由です。

第一部で介護予防を少し詳しく説き起こし、第二部で介護期・終末期を解説するという構成にしました。この一冊で介護予防と介護期・終末期リハの関係、リハの流れの全貌を大掴《おおづか》みしていただけると考えています。

『介護予防と介護期・終末期リハビリテーション』　もくじ

第Ⅰ部

「介護予防」——死ぬまで続く介護予防

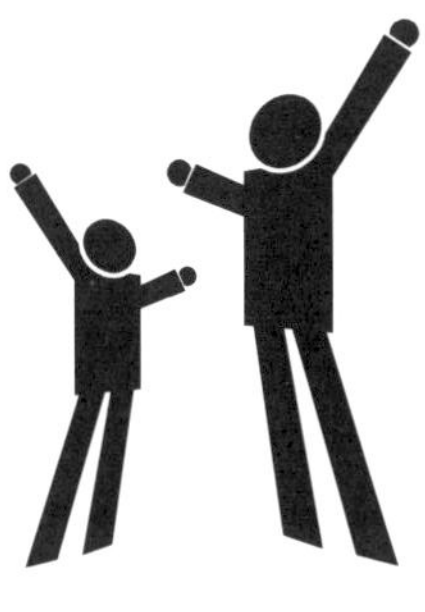

第一章　超高齢社会のなかのリハビリテーション

1 団塊の津波は3波ある（図1）

「団塊の世代」とは堺屋太一氏の造語で、昭和二十二、二十三、二十四年生まれの人をいいます（時に、二十五年生まれを含むこともある）。この三年間で、実に八〇〇万人以上の人が誕生したのです。この人たちがすべて高齢者になるのが二〇一五年（平成二十七年）で、「津波」の第1波と私は表現しています。ここでの大きな問題は年金でしょうが、年金だけでなく実は医療費の増大も大きな問題です。しかし、これらについて私は素人で論じる力はありません。

第2波は二〇二五年（平成三十七年）で、この人たちがすべて後期高齢者すなわち七十五歳以上になるときです。このときには当たり前ですが介護の問題が重なってきます。老老世帯が多いこの世代の受難が深刻さを増してくるでしょう。核家族で一方が介護を要するようになれば「老老介護」になり、時

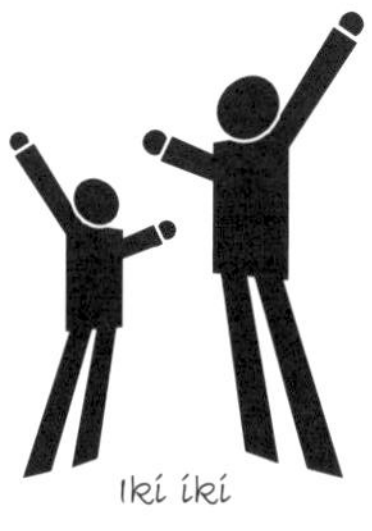

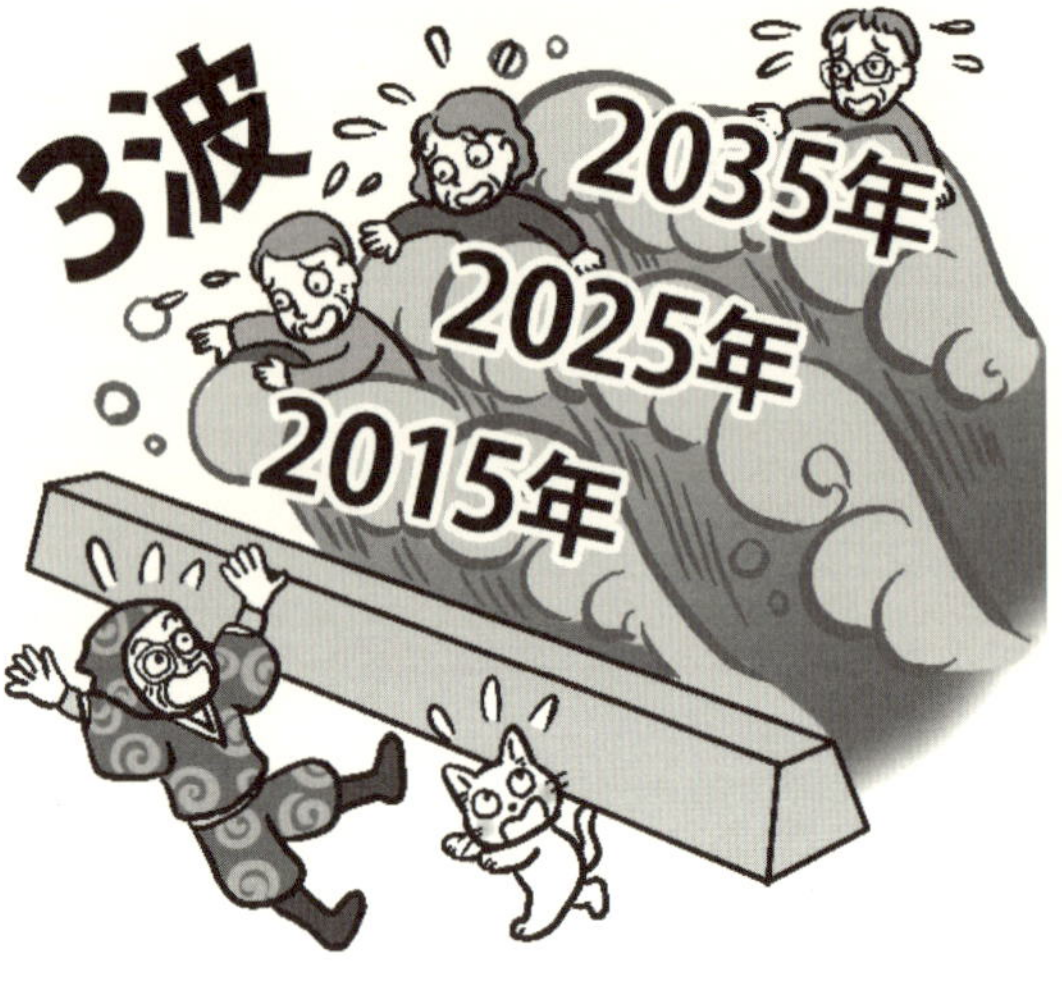

図1　団塊の津波

(イラスト：月魚ひろこ，平成23年３月６日 茨城新聞「テイスト」，リハビリ忍法帖より)

に「認認介護」と言われたりします。さらにその後一〇年経つと「多死」時代に入り、独居高齢者や孤立死が問題になると予想されています。

国は二〇二五年をターゲットにして、介護を施設から在宅に向けて大きくシフトさせる計画を立てています。これが、地域包括ケアシステムです。このシステムについての議論はこの本の使命ではありませんので多くは述べませんが、医療や福祉の既存のサービスだけではとても追いつかないので、国は国民に自助・互助を呼びかけているのです。自分のことは自分で守るだけでなくボランティアも要請しているのです。一つだけ私論を言えば、国民にボランティアを呼びかけるのはよいのですが、それなら医療・福祉

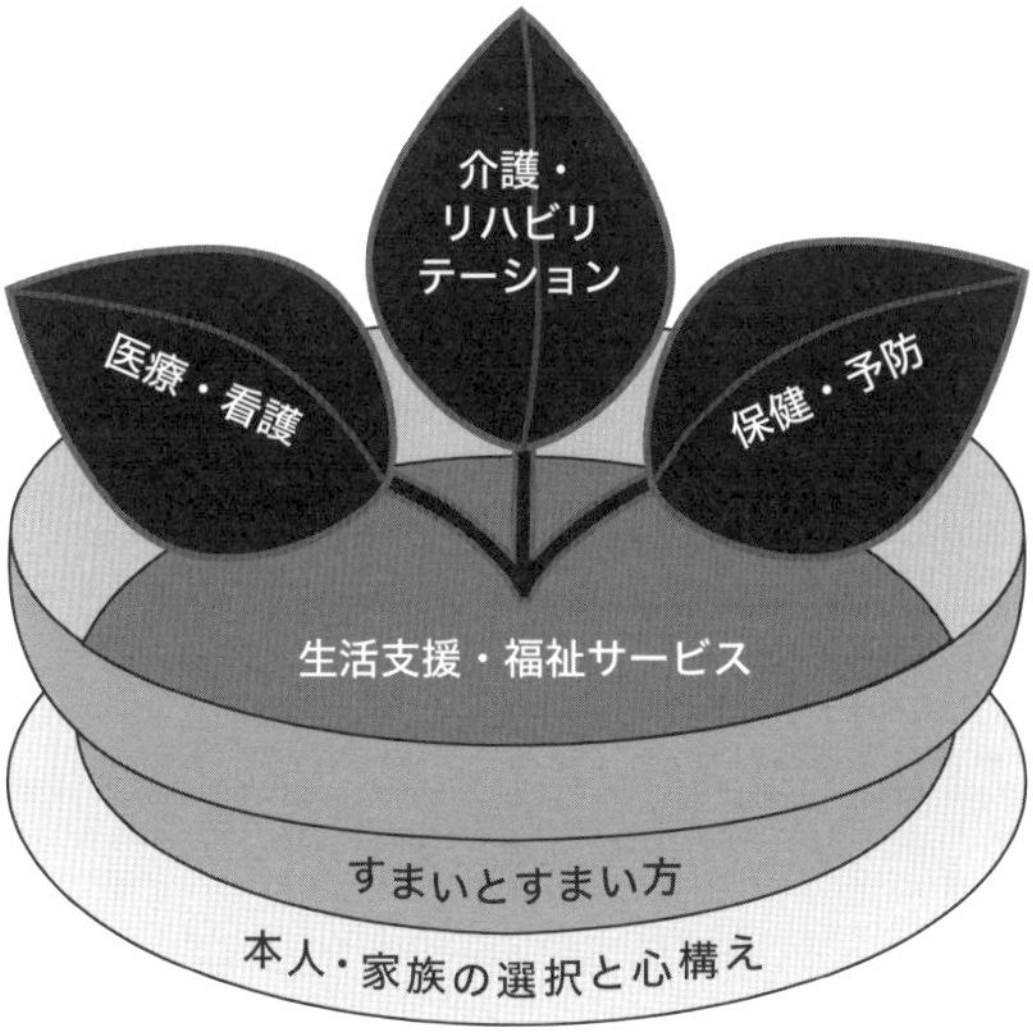

図2　地域包括ケアシステムのとらえ方

(厚生労働省：地域包括ケア研究会報告「地域包括ケアシステム構築における今後の検討のための論点」．平成25年3月より)

の専門職もボランティアをすべきだということです。専門職能者（PT、OT、STももちろん入ります）が、自分の職場で得た知識やスキルを職場以外の場所で、ボランティアとして提供することを「プロボノ」といいます。この点から言えば、病院や施設から専門職がボランティアで外に出るのではなく、職能団体がこぞってプロボノ運動を展開するのが時代のニーズにあったやり方であると私は考えています。これについては第五十一回日本リハビリテーション医学会（名古屋）でも講演させていただきました。

この地域包括ケアシステムの概念図で直近のものを**図2**に示しました。これによると「介護とリハ」が同じジャンルに入っています。それはおそらく介護予防を意識しているのでしょう。

2 介護予防は包括的にとらえ段階的に整理する

介護予防はいろいろのところで使われ内容は玉石混交です。それはそれで国民の関心の高さを示すものとしてうれしいことです。しかし、それに携わる少なくとも、行政職にある人やリハに関わる専門職は、きちんと整理して言葉を使うべきだと思います。それには、介護予防に関わるどのようなことも除外しないように包括的に理解し、健康増進から終末期に至るまでを段階的に整理しておくことが大切です。

今一度はっきり整理すると、**図3**のようになります。介護予防は健康づくりから重度要介護者の介護予防、すなわち介護を困難にする状態の予防まで入ります。したがって、介護期・終末期リハの考え方と手法は欠かせないのです。もし最期まで「予防」の考え方をきちんと押さえて対策を立てないと、孤立死（社会と無縁の状態で亡くなる）などで悲惨なご遺体が発見されるといった事態が多発するおそれがあります。人の最期が非人間的な姿になることは、ハビリスの精神からして許されることではありません。このことについては、『老い方革命』、『お棺は意外に狭かった』、『団塊と介護』（いずれも講談社）など、専門職の人だけでなく国民が知るべきであるという考えから啓発書を出してきました。

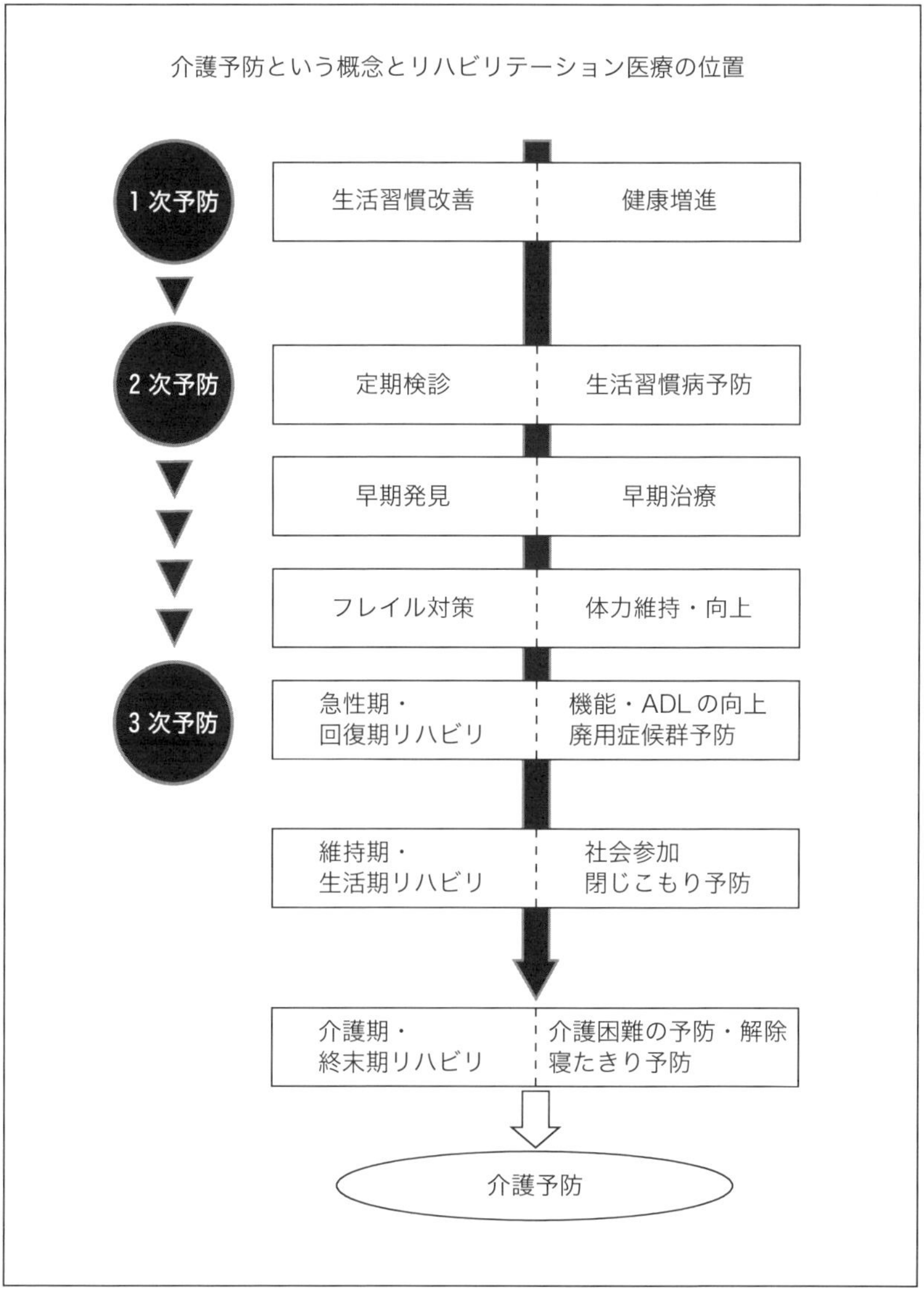

図3　介護予防を包括的にとらえ段階的に整理する

(大田仁史：地域リハビリテーション原論 Ver. 6，医歯薬出版，2014年より)

3 看取りにリハビリテーションは欠かせない

私の母親は九十一歳のとき、脳梗塞で右片麻痺になりました。幸い、意識不明の状態にならず失語症もありませんでしたので、本人の希望を十分聞くことができました。その結果、入院せず、在宅で療養することになりました。そのおかげで七年余の母親の療養の様子をリハ医の立場からつぶさに観察することができました。歩くことはできませんでしたが、トイレに行くことを最期まで主張し、そのためには最低限背もたれなしで一〇分程度座れること、しがみついてでも三〇秒は立っていられることを本人に理解してもらいました。

左手に先割れスプーンで上手に食事を摂るし、デイサービスに通い、トイレに連れて行ってもらってもいわゆる基本的なＡＤＬ（日常生活動作）は介助されながらきちんとこなしていました。そのために私がうるさく言う運動をできる範囲で自分でやっておりました。九十四歳になろうかというとき、連れ合いの命日に、静岡県の掛川市から香川県の高松市まで、車いすで、新幹線や在来線を乗り継いでお墓参りに行けたのです。

亡くなる一か月前くらいから急に生活のリズムが崩れだし、まさにフレイル（高齢になって筋肉や活力が衰えた段階、虚弱）の状態になって、立つことも次第に難しくなってきました。ベッドから出るのを億劫がり、寝る時間が多くなってきたのは、亡くなる三週間ほど前からです。そして、九十八歳で眠るように亡くなりました。亡くなる九日前の写真が一緒に撮った最後の一葉になりました（写真1）。朦朧とした意識のなかでも私がわかるようでした。そのときにもベッド上で、身体をごろごろ転がしたりマッサージをしたり、関節可動域いっぱいに関節を動かしてやりました。それはとても本人にとって気持ちがよいもののようでした。

その頃はすでに、『実技・終末期リハビリテーション』（荘道社、二〇〇三年）を上梓しており、共著者であった故・伊藤直栄理学療法士に、意識の有無にかかわらず「不動による苦痛の解除」の重要性を言われておりましたので、大いに参考になりました。また、皮膚を柔らかくつまんだり、マッサージをしたりすることも教わりました。訪問介護のヘルパーさんに「何もすることがない」と言われたので、私がやっているように、身体を動かすことをお願いしてやってもらいました。

母親を看取り、最期までリハの考え方と手法を取り入れることは人の最期に絶対に必要だと確信をもつに至りました。母親の遺体はきれいであったし、関節の可動域が保たれていたので納棺の妨げになるような事態は何一つありませんでした。

介護のなかにリハの考え方と手法を取り入れることの必要性を確信していましたので、初めて「介護期リハビリテーション」を提唱したとき、自分のなかには何の違和感もありませんでした。

高齢者のために国連が提唱する「高齢者のための国連原則」があります（一九九一年十二月十六日の国連総会）。高齢者の「自立、参加、ケア、自己実現、尊厳」の五つの項目を重んずるという趣旨です

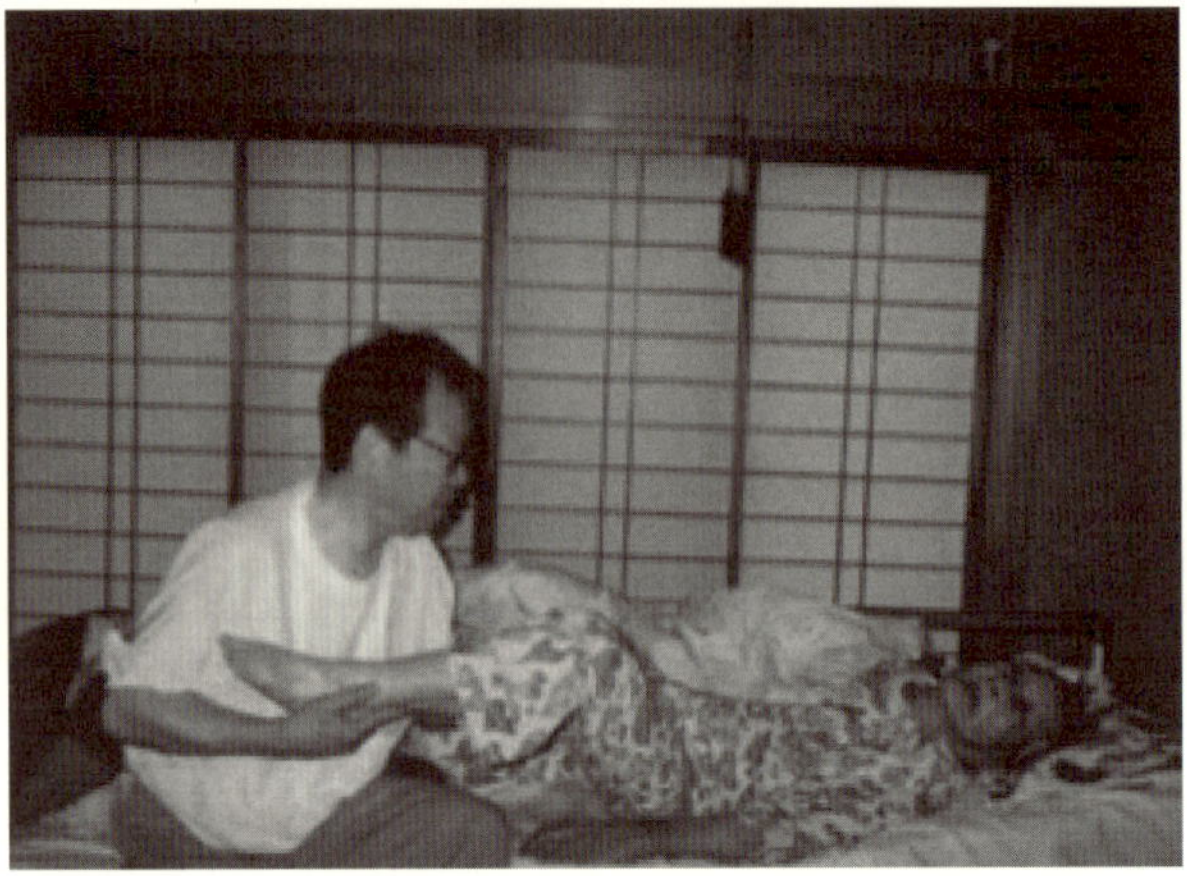

▲不動による苦痛の介助とROM．ex（関節可動域訓練）

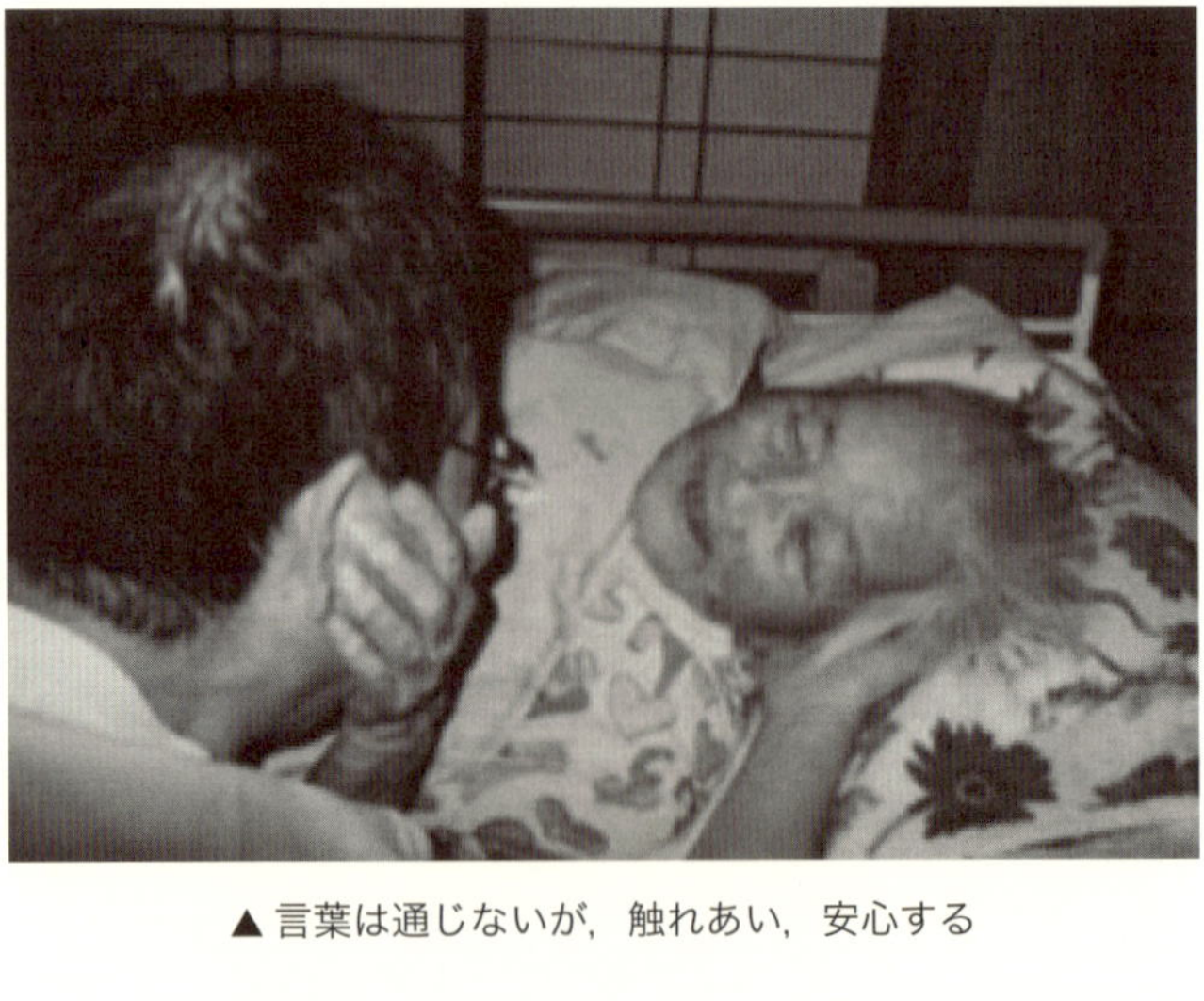

▲言葉は通じないが，触れあい，安心する

写真1　終末期リハビリテーションの考えで──死の9日前

が、これはリハビリテーションの思想そのものです。

私の母親は、急性期から介護期に入り、その期間は長く次第に終末期に移行したことになります。したがって母親には、介護期・終末期までのリハを十分なしえたと考えています。大げさに言えば、国連原則を満たしてきたと思っています。

4 市町村の義務としての介護予防

国を挙げて介護予防を進めなければなりませんが、その責任を担うのは行政です。このことが法律の中ではっきりして参りました。後に述べる国民の努力義務と対をなすとみてよいかと思います。

平成二十三年（二〇一一年）六月に介護保険法が改正され、翌二十四年四月に施行されたその中に、「地域包括ケア」に係る理念規定が創設されました。それによって、県・市町村行政が努めるべきことが明文化されたのです。

第五条（国及び地方公共団体の責務）——抄

3　国及び地方公共団体は、被保険者が、可能な限り、住み慣れた地域でその有する能力に応じ自立した日常生活を営むことができるよう、保険給付に係る保健医療サービス及び福祉サービスに関する施策、要介護状態等となることの予防又は要介護状態等の軽減若しくは悪化の防止のための施策並びに地域における自立した日常生活の支援のための施策を、医療及び居住に関する施策との有機的な連携を図りつつ包括的に推進するよう努めなければならない。

このように介護保険法で、国民にも県・市町村にも介護予防が義務づけられたともいえます。しかも、その内容は、病気の発症の予防から要介護者の悪化の防止まで考えなさい、ということです。まさに、これは介護期・終末期リハを法が後押ししてくれたように思います。早くから、介護予防と終末期リハの考えと手法を提案・実行してきてよかったと思っています。

第二章　尊厳ある死

1 孤独死、孤立死の増加

最近とみに、新聞の紙面に孤立死や孤独死の報道が目につきます。孤立死や孤独死は最近急増したのでしょうか。はっきりした統計を知りませんが、多くなったのでニュースになるのでしょうか。珍しいからニュースになるのでしょうか。これについてもわかりません。私の個人的な感想で言えば、孤独死、孤立死はこれから増える一方だと思います。それは当たり前で、核家族をつくった団塊世代が老老世帯になり、一方が病気になれば老老介護で、一方が亡くなれば独居高齢者になります。一人暮らしの人が亡くなれば当然孤独死ということです。ですから、在宅ケアを中心においた地域包括ケアシステムでは、看取りまでを視野に入れて制度設計するように市町村に呼びかけているわけです。

孤独死と孤立死は似たようなニュアンスですが、社会的に孤立した生活を送っている人が亡くなった

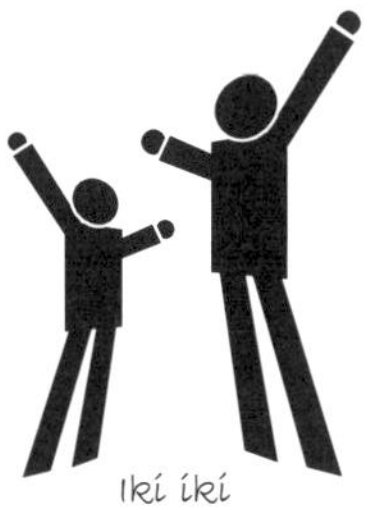

場合、孤立死になり発見も遅れます。一人暮らしであっても社会とのつながりをもって生活している人、いわゆる「おひとりさま」が、一人で死んでいくのは孤独死です。老人ホームであっても病院であっても、死んでから発見されることがあります。これは広い意味では孤独死です。しかし、孤立死とは言いません。したがって、孤独死は誰にでも起こりうることですが、発見が比較的早いことが予想されます。孤立死は社会と隔絶しているので発見が遅れるわけです。そしてこれが問題なのです。

高齢者が増えるのですから、孤独死も孤立死も増えるのは仕方がないと思います。問題は、死後いかに早く発見して、できれば弔ってあげられるかです。その仕組みができていないのが問題なのです。多くは当人の責任かもしれません。死後多くの人が驚き、なかには迷惑を被る人もいるのですから、一人暮らしの人は生前から対策を講じておくべきです。それが不十分であるので、社会的な仕組みを考えざるを得なくなるわけです。

結論から言えば、一人暮らしの高齢者（高齢者に限らない）に重層的にネットを掛けておくべきです。公的サービスだけでは不足するので、住民のネットワークが必要になります。向こう三軒両隣的な物理的なネットだけではなく、いろいろな社会資源のネットワークです。例えば、月に一度の趣味の会に参加している人は、そのサークルが欠席者と連絡をとることを考えておけば、一月後には発見できます。二つのサークルと関係していれば二週でわかります。市区町村の広報は月に一度は出るので、新聞をとっていなくてもそれが溜まればおかしいとわかります。配食サービスが週に一回あれば、最長でも七日目には発見できます。

土地、土地でいろいろ工夫があると思いますが、原理的にはこのように考えていれば、かなり早く発見できるわけです。孤立死は社会的に「無縁」であるところに原因があるので、何とかして「縁」をつくらなければなりません。

都会のマンション暮らしも発見が難しいかもしれないのですが、その気になって対策を講じれば、何か月も発見されないということはないと思います。生ゴミを捨てるとか雨戸の開閉の様子など、生活の気配というのがありますから、妙だと感じたら、ご近所の人は管理人に連絡するくらいのことはしたほうがよいと思います。

山間僻地の一人暮らしは、これは公的な手段を工夫する必要があります。公的というのは公職の人が訪ねたり電話をかけたりするだけでなく、有償ボランティアを活用するのも有用です。定期的に見守ってもらうのですから、これは有償でなければならないでしょう。見守りはこれから重要な仕事になると思われます。

団塊世代が倒れはじめると、多死時代、多死社会となるので、孤独死や孤立死は二〇二五年（平成三十七年）頃から急激に増えると予想されます。特に、団塊族は一人のときに社会とつながる対策に気をつけなければなりません。自分の問題ですから自己責任として、早くから個人的にも考えてほしいと思います。

② 「介護予防」という言葉

エイズ予防、癌予防、犯罪予防など……、予防の前につく言葉はないほうがよいという言葉になります。したがって厳密に言うと、介護予防という言葉はあまりいただけないでしょう。介護は悪いものなのか、という理屈になるからです。介護をしている人は悪いことに手を貸していることになるし、されているほうもいないほうがよいのか、となります。本当は要介護予防でしょう。介護予防は厚生労働省がつくった言葉ですが、当時の高官は「四文字熟字にしたため」と冗談のように話していました。言葉が悪かったせいか、一般にはわかりにくい言葉になって、いまだに浸透していないのではないでしょうか。「寝たきり予防」でもよかったかもしれないのです。そのようなわけで、この名前を冠した事業が大いに喧伝《けんでん》されているものの、いまだ一般には届きにくい。

介護保険法では第四条に「国民の努力及び義務」としてその概念が述べられています。

第四条（国民の努力及び義務）――抄

国民は、自ら要介護状態となることを予防するため、加齢に伴って生ずる心身の変化を自覚して常に健康の保持増進に努めるとともに、要介護状態となった場合においても、進んでリハビリテーションその他の適切な保健医療サービス及び福祉サービスを利用することにより、その有する能力の維持向上に努めるものとする。

（傍線、筆者による）

この法律からは介護予防に二つの意味が汲みとれます。一つは要介護状態にならないこと、もう一つは要介護状態を悪化させないこと、です。その点に関しては何の意義もありませんが、傍線を引いた前段の文章には、要介護状態となった場合においても以下のサービスを使うように、という親切な受け皿があるのです。しかし、全体の文章は「能力の維持向上に努めるものとする」と右肩上がりのニュアンスでぶったぎりになっていて、筆者は全体として文脈に妙な違和感を覚えるのです。

もし筆者に「なお書き」を加えることを許されるなら、最後に「なお、能力の維持向上の期待できない者については、最期まで人間らしい介護がなされるものとする」と入れるでしょう。介護保険法ですから、そうするととても優しい法律になったと思います。

いずれにせよ、二つの意味をもたせた介護予防ですが、一つめのほうは病気やけがをしないように気をつけなさい、という意味でわかりよい。現在各地で行われている、また、行われてきた「元気アップ体操」や「ご当地運動」のようなものが含まれるでしょう。それはそれで、意味がありますが、誤解を恐れずに言えば、それらの運動の多くはアスリートを育てる運動学、体育学からできたものを、高齢者用に負荷量を減らしたものと言ってよいでしょう。しかし、そのような運動は加齢が進めば必ずできなくなるし、障害がある人には無理です。本来、二つめの要介護状態にあるような人がその進行を遅らせるために、日常の動作に役立つような運動や体操が重要で、これは介護のなかで取り入れられるべきものと筆者は考えています。そのような考えから、シルバーリハビリ体操は組み立てられています。これについては後で少し詳しく述べます。

3 時代のキーワード

いろいろの理由があるのでしょうが、介護予防という言葉は思ったほど国民に浸透しなかったように思いますし、きちんと意味が伝わっていないようにも思うのです。しかし、超高齢社会ではこの言葉がキーワードであることに間違いはありません。特に筆者は、要介護状態にならないように、という意味もさることながら、二つめの要介護状態を進行させないために、という考え方に重点を置いた取り組みが欠かせないと考えているのです。

その考えを欠いた特別養護老人ホームや介護老人保健施設、また医療療養病床や介護療養病床が、悲惨な高齢者を生んでしまうのです。さらには、病院はさておいて、老人施設に入所する高齢者が、例えば要介護度3の人であったとすると、そのレベルに至るまでの期間が問題で、介護予防がなされないで入所してしまうと、それからの入所期間が著しく長くなってしまいます。入所せずに要介護状態になるまで頑張って努力した人は、入所してから寿命が尽きるまでの期間が短いことになります。このような対策を練っていかないと、いつまで経っても施設滞留高齢者が多くなり、待機者が減らず、入居者の回転が悪いという事態が解消しません。

とにもかくにも、超高齢社会では徹底的な介護予防が必要なのです。

4 超高齢社会の問題は、団塊世代の老後のことである

現在、どこの観光地に行っても初老の人たちが目立ちます。若い女性が多いのは相変わらずですが、それは別として、おそらく団塊世代の人たちが仕事から解放され、ほっとして各地を旅しているのでしょう。そのこと自体なんらとがめられることではありません。しかし、いつまでも旅行を楽しんでばかりではいられないと思ってほしいのです。二〇一五年（平成二十七年）には団塊世代のすべての人が六十五歳を超える高齢者になり、それから一〇年後、二〇二五年（平成三十七年）には間違いなく七十五歳の後期高齢者になるからです。

超高齢社会の問題は次章で述べますが、実は、この団塊世代が一気に高齢者になるところに問題があるのです。そのことがもたらす問題を団塊世代は自分の老後のこととして、もっともっと真剣に考えてほしい。それは介護予防について確たる考えをもち、そのための行動を起こすことに尽きるのです。

5 自助・互助があっての共助・公助のスキーム

日本の人口ピラミッド図（図4）は、「キノコ型」をしていて、少子化が進む一方なので、若い人たちは先細りです。本当は高齢者対策も大切ですが、少子化対策のほうがもっと急がれると筆者は考えています。そのために、最低限若者が結婚をして子どもを産み、育てられるような環境整備が重要です。結論を言えば、子育てにお金がかからないようにすることです。教育費もばかにならないし、家を構えて最低二人の子持ちになり、きちんと育てて大学まで出そうとなると、どのくらいの費用がかかるでしょうか。それを今の若い世代は無理だとみているのです。共稼ぎをしてもそうです。もちろん自分たちの自由も考えているでしょうが、それ以上に、まともに子育てをすることが無理だと直感的に感じているのではないかと思います。それを払拭しなければならないのです。この問題は、介護や介護予防に関係するのです。

筆者は専門ではないので少子化の問題を論じる力はありませんが、二〇一四年（平成二十六年）に出された、いわゆる「増田レポート」（増田寛也（編著）『地方消滅――東京一極集中が招く人口急減』中公新書）によると、消滅しそうな自治体が全国に八九六で、そのうち消滅する可能性が高い自治体が五二三というのですから、その深刻さは半端ではありません。東京一極集中が原因とか。

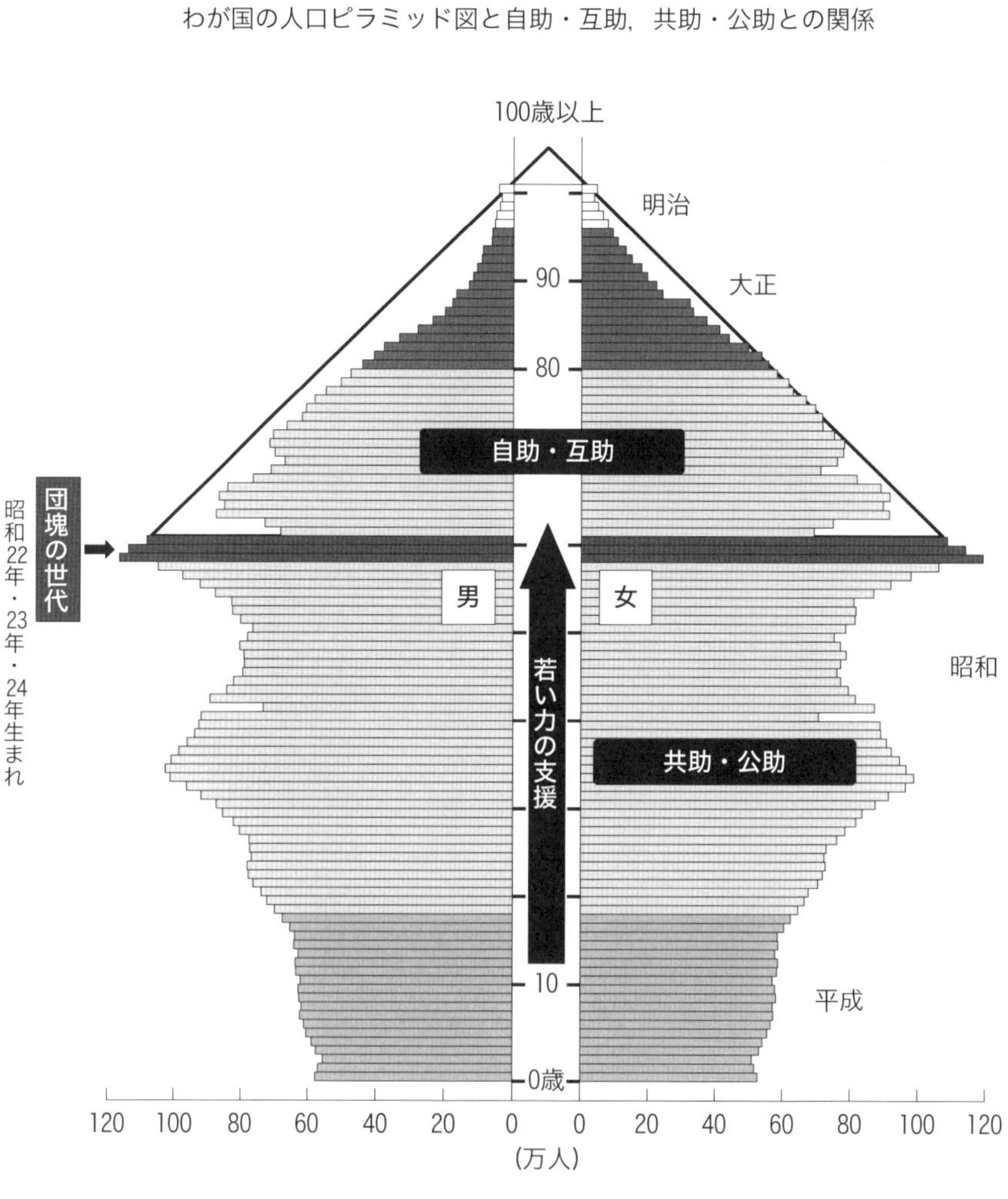

図4　わが国の人口ピラミッド図（2007年10月1日現在）

（総務省統計局資料より）

さてここでは、当面の高齢者、特に団塊世代の高齢化を中心にして考えます。人口ピラミッド図をもう一度よく見てほしいのです。全体としてはキノコ型ですが、団塊世代を底辺にすれば、それ以上の世代は完ぺきに三角形になっています。すなわち、底辺がしっかりしているのです。なにしろ、三年間で八〇〇万人以上誕生したのですから。昭和二十五、二十六年生まれも結構多いので、そのあたりまでを底辺構成世代とみると、実は、それから上の世代の老後が問題ということです。この形は、総体としては大きく変わることなく何年か続き、団塊世代より上の世代が死亡する時代に入ると、上のほうは鍋の蓋のようになるでしょう。

この世代がすべて亡くなるには四〇年くらいかかると思われます。実は、その間が問題なのです。筆者が主張したいのは、この時代の高齢者、特に、団塊世代とやや若い世代が介護をされるのに少しでも困らないようにしなければならないということです。次章で述べますが、年齢の問題というのはある年に突然津波のように出現します。そのときになってからでは間にあいません。わかっているのですから、早め早めに対策を練っておく必要があるのです。

対策のスキームは、この年齢層の中で自助・互助の精神を高め、具体的な行動を起こすことです。それが基本にあって、足りないところを若い世代が支援する。これが共助であり公助です。先に共助や公助があると考えてはなりません。共助にはもちろん、具体的な活動を伴うことも、金銭だけによることもあります。医療や介護の保険の姿を見ればすぐ理解できます。もっともこのなかには、税も多くつぎ込まれます。例えば、医療でも国保のマイナス負担は市町村の一般会計で補うからです。国保だけでは

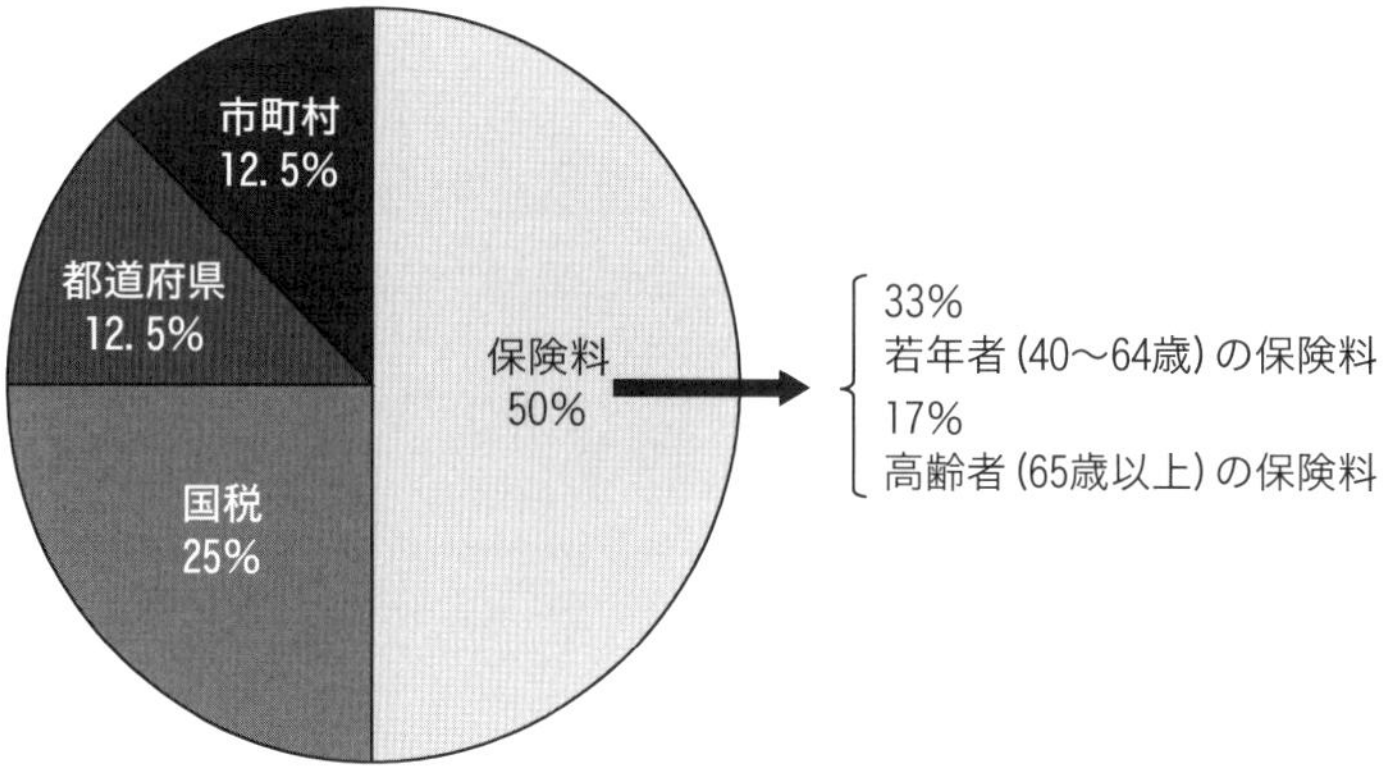

図５　介護保険料の仕組み

賄いきれないと税をつぎ込まなければならない。それを避けるには、一義的には住民が健康に気をつけることです。それが自助になるわけです。次に述べる介護保険法にもそう書かれています。

もし介護が必要になれば、現在の要支援１・２や要介護度１の一部は、互助の精神で、できるだけ同世代で助けあうべきです。例えば簡単な例として、一人暮らし高齢者の見守りという大切な仕事は、公的なサービスを利用するのではなく、お互いに行うべきでしょう。簡単な買い物もボランティアが同行すればよいし、庭の掃除やごみ捨てなども助けあう。――このようにしても加齢は避けられず、どうしても若い力を借りなければならないことが起こります。そのときに介護保険を使う。介護保険で認定されているから、それを使わなければ損だ、といった貧しい考えは捨てたほうがよいのです。病気だってそうです。保険に入っているから癌にかかりたいなどと思う愚かな人はいないでしょう。

介護保険料の五〇パーセントは、介護保険の被保険者からの保険料で賄われますが、そのうち、三三パーセントは若い人の負担で、高齢者の負担は一七パーセントです。残りの五〇パーセントは税金によるものです。半分の二五パーセントは国の負担で、一二・五パーセントは都道府県、残りの一二・五パーセントが市町村の負担になります（図5）。

このことを知っただけでも、若い人に大きな負担をかけるのですから、自助・互助に励まなければならないことが理解できます。当事者である高齢者が努力している姿を見れば若い世代も応援しようという気持ちになるでしょうが、当事者が努力をしなければ応援にも力が入りません。それは当然の心理です。人の頑張る姿に支援の手も出るのです。

第三章　対策は二つある

1 迎える堤防を高くするには限度がある

対策は大きく分けると二つあります。一つは、津波を正面から受け止める堤防をできるかぎり強く、また高くすることです。堤防を強くするとは制度を整えること、高くするとはサービスの量を増やすことです。しかし、サービスの質を高めるところまではいかないかもしれません。今はとにかく高くする、すなわち量を増やすことでしょう。しかし、これには膨大なお金がかかり、おそらく津波を止めきれないでしょう。津波は堤防を越えて襲ってくる。先に示した図（一六頁・図1参照）のとおりです。

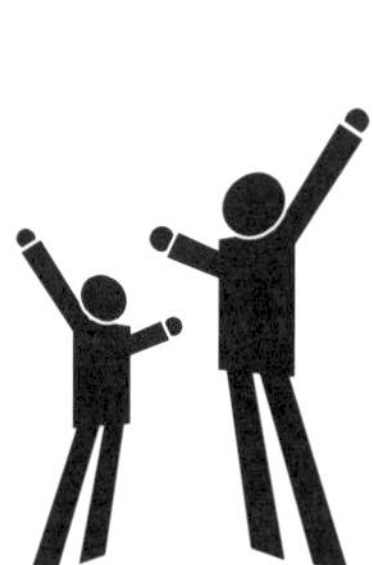

2 健康寿命延伸で津波を崩す

もう一つの対策は、津波を崩して低くすることです。そんなことができるのか、と思われるかもしれませんが、不可能ではありません。いや、これこそが主要な手段といえます。

これには二つの対策があるのですが、一つは言いにくい話、――いや、本当は言うべきではありません。理屈として成り立つと理解してください。それは、団塊世代の一部の人に前倒しで平均より早く亡くなってもらう。すなわち、前の世代に入ってもらうことです。しかし、かつて一九九七年（平成九年）に発刊された雑誌『オール川柳　四月号』で特選をとった「老人は死んでください国のため」が大顰蹙《ひんしゅく》を買ったように、他人に「死んでくれ」とは言ってはなりません。あくまでも理屈のうえの話であるとご勘弁ください。

それとは反対に、「老人は元気で長生き国のため」なら苦情はないでしょう。すなわち団塊世代の一部、筆者の勘では二割くらいの人に、平均より五年から一〇年ほど元気で長生きしてほしい、ということです。これは、国も推奨している健康寿命の延伸であるから何の支障もありません。

筆者の住む茨城県の六十五歳時での健康余命は、栗盛須雅子教授の計算によると、平均で男性は約一七年、女性は二〇年です。平均ですからもちろん長い人と短い人がいますが、あくまでも平均でいうと、仮に五年の健康余命の延伸を考えると、男性は一七年プラス五年の二二年で八十七歳、女性は二〇年プラス五年の二五年で九十歳まで元気で生きてもらうことになります。

もちろん、すべての人がそうしてくれるとそれはそれで幸せかもしれませんが、団塊は崩れない。二割くらいの人でよいのです。そうすると、この二割の人たちは次の世代に入るのと同じで、団塊は崩れることになります。人口ピラミッド図でいえば、団塊世代の突出した両方の端を切り落とし次の世代の凹んだ部分に入れるわけですから、この世代からしばらくはフラットな線になります。

そうすれば何年かの間高齢者の問題は、毎年増え続ける高齢者への対策が後手後手となりながら団塊世代を送り出すのではなく、対策にやや余裕ができることになります。それと同時に、何年か高齢者人口は同じ状態が続くので、対策の質を論じることができるはずです。ただ、年金額が増え続けるのは避けられませんが。

3 長生きする二つの秘訣

では、高齢者が元気で長生きするにはどうすればよいのでしょう。これは当たり前のことですが、運動、栄養、睡眠など日常の生活を整えることが基本ですが、それ以外に、栗盛須雅子教授と星旦二教授は二つのことを挙げています。一つは、主観的健康観を高めること、もう一つはボランティア活動をすることです。

主観的健康観を高めるとは、「自分は健康である」と意識的に強く思うことです。その思いが高い高齢者と低い高齢者とでは調査によると、七〇〇日後の生存率に差があるという調査に基づくものです。同じ調査で、ボランティアをしている人としていない人の生存率にも大いに差があり、ボランティア活動をしている人は長生きなのです。

前者は、自分が思うだけのことですから、そのことを知っているかどうかが大切だと思います。ボランティアは、大げさに考えなくても、人のためにちょっとしたことをしてあげることを心がければよいと思います。お隣の家のゴミをついでに出すとか、門前の掃除をするときお隣の前まで少し掃除の範囲を広げるとかです。ゴミを拾って歩けば町はきれいになるし運動にもなる……、などもよいでしょう。本格的に活動をすれば、それはそれに越したことはありません。

茨城県のシルバーリハビリ体操指導士の活力年齢が、暦年齢より男女合わせて一〇歳くらい若返っているのを見ても、元気でボランティア活動する人はますます元気になることがわかりました。

第四章　死ぬまで介護予防

1 元気アップは自分で——虚弱高齢者を支える

介護予防を包括的にとらえ、段階的に整理して理解すれば自分の立ち位置がよくわかります（一九頁・図3参照）。その全体像を理解して、自分はどこを仕事としてやっているのかを理解しないとなりません。そうしないと、森を見て山を見ず、または木を見て森を見ないことになってしまいます。

全体像は先に述べたとおりですが、段階的に整理したいちばんの健康づくりや次の疾病予防・元気アップ運動などは、個人の責任でやらなければなりません。情報はいやというほどありますし、健康だけに力点を置けば、歩行をしっかりやってくれればそれ以上のことは高齢者には必要ありません。それを日常的にやらずに、自治体が税金を使って、一部の人を対象に元気アップ運動を行うのは、筆者にはどうしても理解できないのです。「元気アップは自分で！」と言いたいのです。

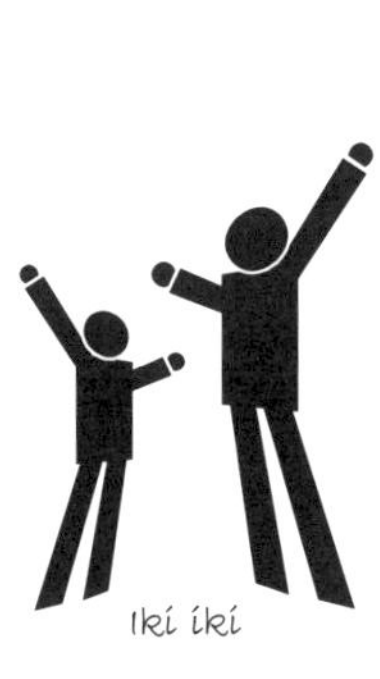

しかし加齢が進んでくると、どうしても自力だけでは生理的にも身体的にも機能が低下する、いわゆるフレイル（虚弱）の状態が起こります。こういう高齢者は数多く存在するので、この人たちにはいわば、地域全体で支える手段を考えなければなりません。そこには当然行政が関与しなければならないでしょう。

たびたび触れますが、茨城県ではそのためにシルバーリハビリ体操を普及させようと、その指導士養成事業を展開しているのです。この体操は「いつでも、どこでも、ひとりでも」できますし、寝てする体操を介護者が覚えておけば日常の介護のなかで寝たきりの人の体を動かすことができます。

2 介護予防の二つの線

茨城県で進めているこの事業の介護予防では、「介護予防の二つの線」をキャッチコピーとして、人の尊厳を守るために何が大切なのかを、動作を通して理解してもらいます。二つの線とは、「守るも攻めるもこの一線」と「越えねばならぬこの一線」です。

①「守るも攻めるもこの一線」

この線は**図6**に示すように、トイレに行ける最低の動作能力として、骨盤を立て背もたれなしで座

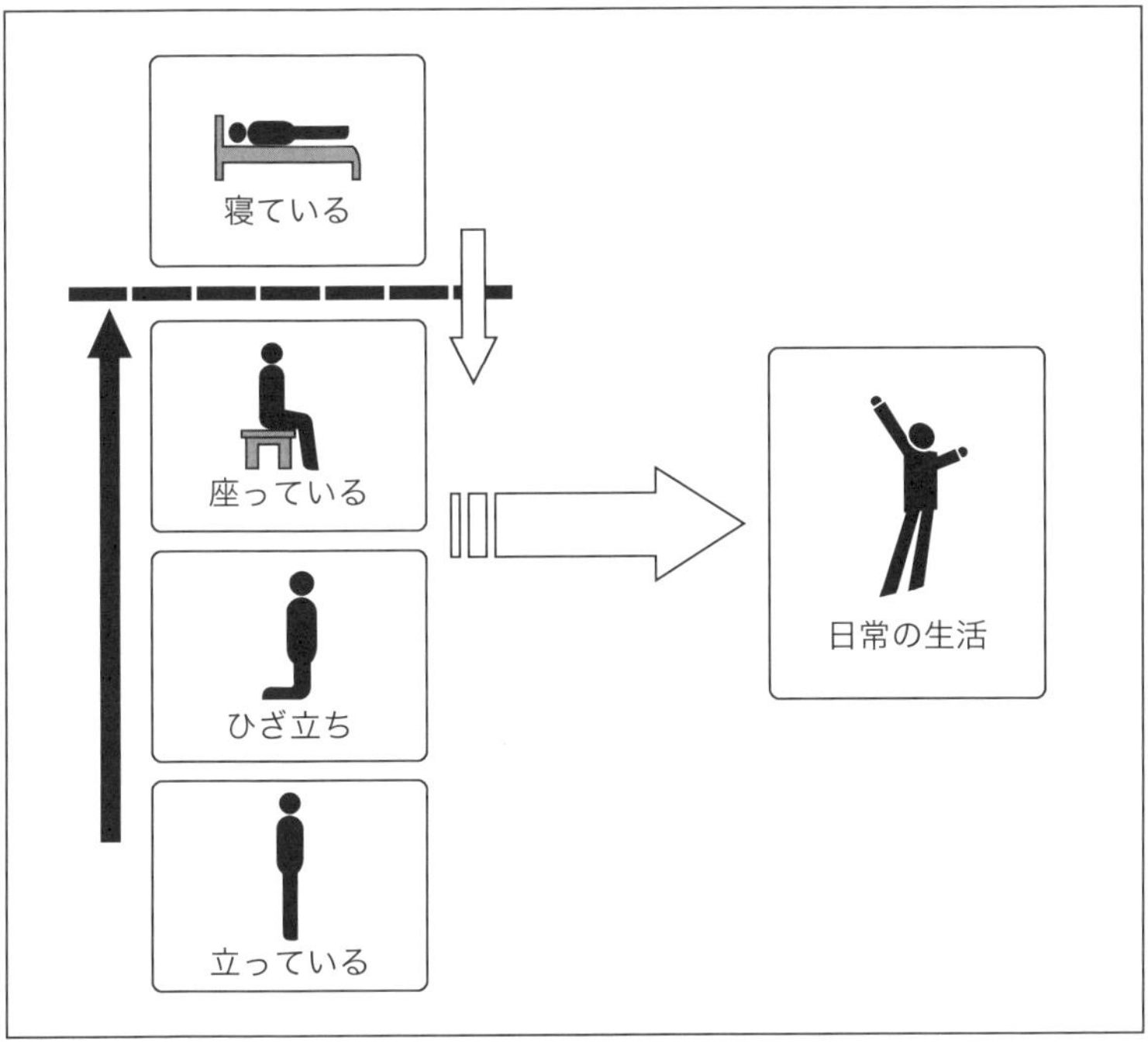

図6　守るも攻めるもこの一線

るための「寝ていると座っている」の間の線のことです。これをできるだけ守る、そして、病気などで寝ていなければならない期間があったとしても、できるだけ早く座るようにする。そのことを強調したコピーです。

②「越えねばならぬこの一線」

もう一つの線は、外出して人と会う、すなわち、社会参加の大切さを強調したものです（図7）。高齢者に限りませんが、身体に不具合があるような場合はどうしても外出しないようになるので、最低限、車いすででも外出してほしいという願いが込められています。車いすで外出す

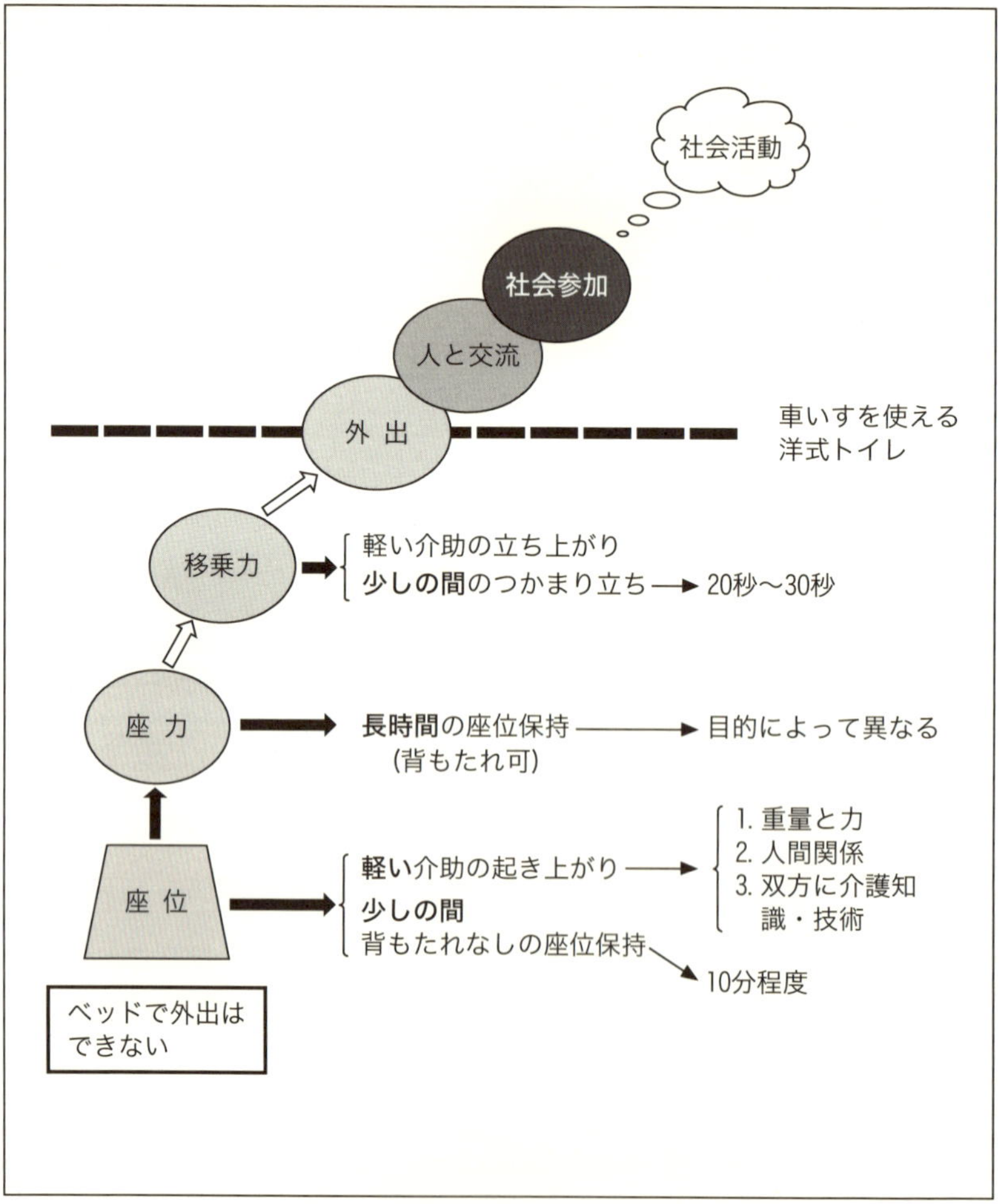

図7　越えねばならぬこの一線

ることを想定して、動作として最小限何が必要かを示しました。難しいことではなく、背もたれなしで一〇分くらい座っていられること、何かにつかまって三〇秒前後立っていられることが目標になります。動作上それさえできれば、車いすを使える洋式トイレさえあれば、どこにでも行けることになります。そのことを住民に知ってほしいので、体操の指導士養成事業では、講義でしっかり話をします。

3「人間らしい」は「身体として人間らしい」まで含む

ハビリスとは「ふさわしい、適している」という意味のラテン語の形容詞です。リハビリテーションはそれに接頭語と接尾語がついてできた言葉で、元の意味は「歳をとっても、障害をおっても人間らしく暮らす、人間らしくある」という意味です。

したがって、それを押し進めて考えれば、ご遺体が人間らしいかどうかに至ることになります。たしかに、亡くなってから納棺のためにご遺体に特別の処置をしなければならないなどは、その前段のケアが不十分であったからです。ひどい床ずれがあるとか、口がふさがらなくて死に化粧が整わないなどもつらい話です。「人間らしい」は、介護のプロセスで見られる虐待もさることながら、死後の姿からもチェックする必要があるかと思います。この二つの評価法を確立する必要があると思いますので、「第Ⅱ部 介護期・終末期リハ」で詳しく述べます。

第五章　住民参加のシステムへの移行

1 地域包括ケアシステムのねらい

地域包括ケアシステムというのは、二〇二五年（平成三十七年）をターゲットにした高齢者に対する複合的な施策です。大きくは、

①住宅（終の棲家）
②生活支援・福祉サービス
③医療・看護
④介護・リハビリ
⑤保健・予防

の五つが大きな項目立てになっています。**図2**（一七頁参照）は、二〇一三年（平成二十五年）三月、

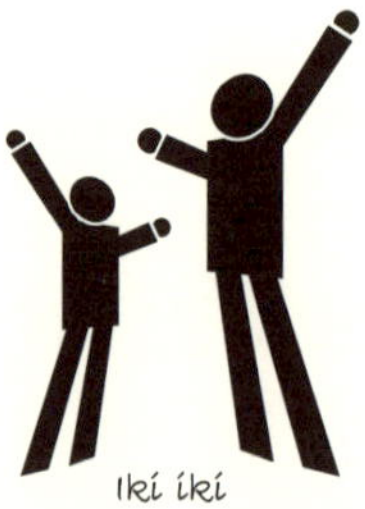

「地域包括ケアシステム構築における今後の検討のための論点」で示されたものです。これらを達成するには医療と介護の連携が最重要な課題であり、具体的には、地域包括支援センターが地域ケア会議（症例カンファレンス）を開き、各専門職が集まって、お互いの顔が見える関係づくりをするように呼びかけています。

2 介護予防は？

図2（一七頁参照）の三枚の葉の一つに「介護・リハビリテーション」と記載されています。これまで、概念図にはリハビリという言葉は出てきませんでしたから、これは「介護予防」と解釈すべきだと思います。介護予防は、要介護者になることをできるだけ押さえるためにも、要介護の状態を進行させないためにも必要な概念です。

私は介護予防を**図3**（一九頁参照）のように包括的にとらえ、段階的に整理して考えることを主張しています。そうすれば、自分がどのレベルの介護予防に関わらなければならないか明確になります。

もちろん、この本の趣旨である介護期、終末期においても介護予防の考えが必要なわけで、むしろ、リハビリテーションと言わずに介護期介護予防、終末期介護予防と言ったほうがよいのかもしれません。

その目的は、

①自立支援ができなくなることの予防
②介護を困難にすることの予防
③悲惨なご遺体になることの予防

と言えるでしょうが、これらはすべて廃用症候群の結果であるので、リハの手法が大いに役立つのです。

3 自助・互助に向けて高齢者の参加の促進

住民を巻き込むことができないようでは、おそらく、超高齢社会は乗りきれないと思います。殊に、東京以外の都市は若年人口が減る一方ですから、介護にあたる人の手当てもつかないと思われます。また一方、何も手を打たないで高齢者を放置していると、要介護者の増える山が急峻になっていくでしょう。団塊世代が後期高齢者になる二〇二五年（平成三十七年）へ向けての対応は一つの通過点でしかなく、むしろ、その時点から介護の問題はさらに深刻になるはずです。それを行政や専門家で対応などできないのです。どれだけ一般住民が関わるかということが問われると思います。おそらく、地域総合支援などはそのことを言っていると思います。

住民を育てるのは容易なことではなく、二年や三年では無理です。ですから、一刻も早くスタートしなければなりません。

自助はもちろんですが、高齢者同士が助けあう互助を当たり前にする必要があります。自助・互助で足りないところを若い世代が補う。——こう考えなければならないのです。

4 シルバーリハビリ体操指導士養成事業

■高齢者が高齢者の指導

茨城県では、平成十六年度（二〇〇四年度）にモデル事業を行い、十七年度から、本格的にシルバーリハビリ体操指導士養成事業を始めました。詳しくは文献などを見てほしいと思います。簡単に仕組みを述べますと、**図8**のように三級から一級のシルバーリハビリ体操指導士（以下、「指導士」）があり、ボランティアで、一般住民に体操を指導します。一級の指導士は、健康プラザと協力しながら市町村で三級指導士を養成します。平成二十五年度（二〇一三年度）末の時点で養成された指導士は合計五九四九人、全県で開催された教室は延べ三万一七一七回、参加した高齢者は延べ四八万人を超えています。指導のため出動した指導士は延べ一二万人を超えました。この人たちは皆、手弁当で活動をしています。

この仕組みで住民を巻き込む活動を福島県いわき市、広島県尾道市が始めました。いろいろ新しいことを考えるより、ジェネリック（先行の手法をそのままとり入れる）でやらないと間にあわないと思います。茨城県立健康プラザでは資料をオープンにしています。

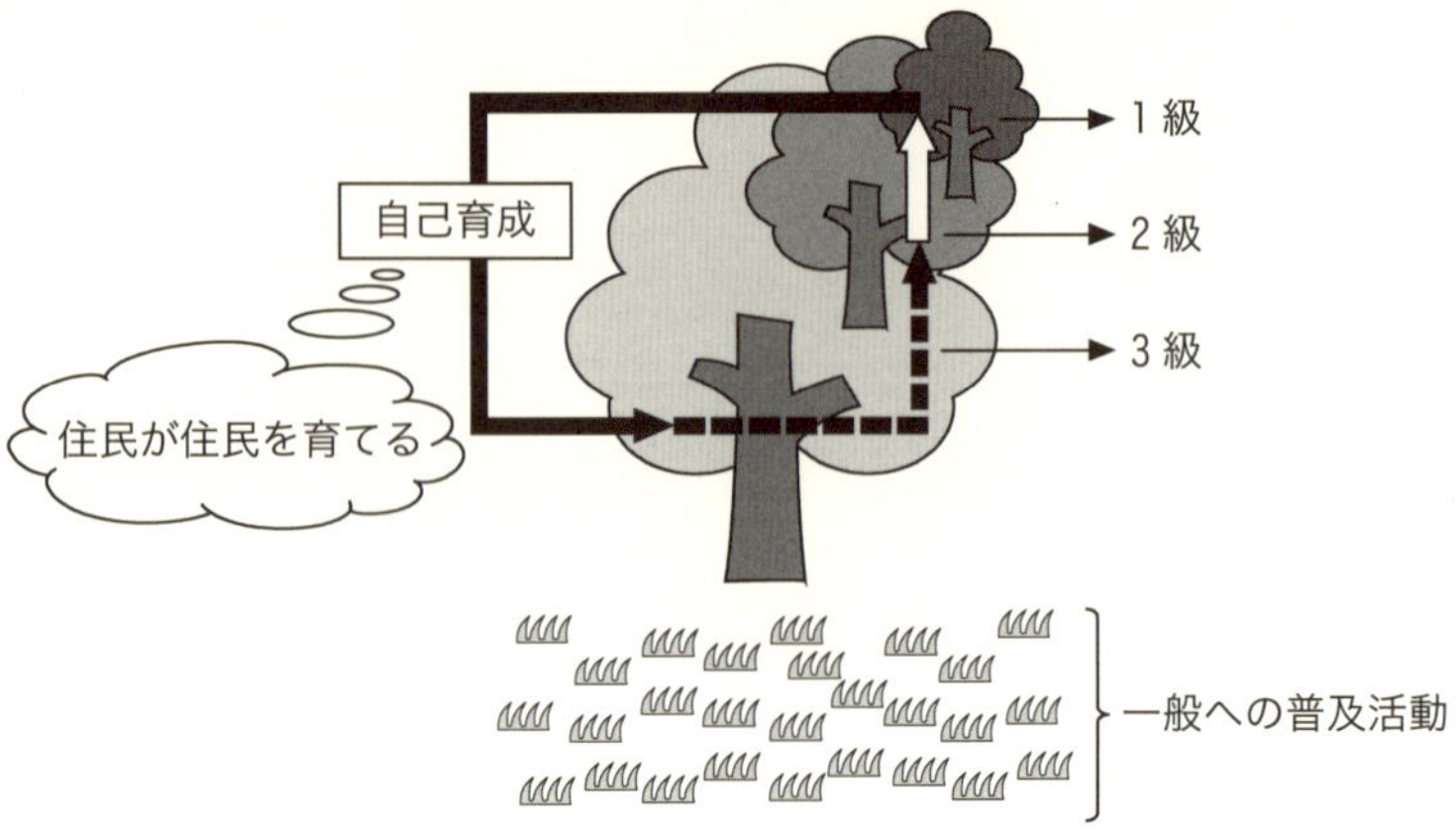

図8　シルバーリハビリ体操指導士養成の仕組み

住民活動を起こすには、もちろん目的がはっきりしていなければならず、首長の理解が基本になります。しかし今時《いまどき》、介護予防を理解しない首長はいないと思います。

ボランティア事業が成功するかどうかは、まず活動家を選び、育て、組織することです。そして、きちんとフォローし褒章することです。どれが欠けても長続きはしないでしょう。

組織がしっかりしてくれば、活動は自主運営で努力してもらいます。もともと活動家が集まっていますから、信頼して任しておけばよいのです。茨城県では、六十歳以上で常職がなくボランティア活動のできる人が対象で公募をしています。公募は活動家を集めるためには絶対条件です。

茨城県では、軽度要介護者の抑制に一定の効果があることがわかりましたので、あとは、指導士を増やし、できるだけ高齢者の家に近づくように体操の教室数を増やすこと、そして、究極は訪問指導を行うことです。それに向けて少しずつ準備を整えています。

5 ソーシャルキャピタル

ソーシャルキャピタル（Social Capital：以下、「ＳＣ」）という言葉は、最近目にするようになった言葉です。社会資源と言いたくなりますが、ここで使われる意味では、社会関係資本というそうです。言葉の学問的な定義はいろいろあるようですが、要は、「ある目的のために人がネットワークされてボランティア活動をすること」をいうようです。ネットワークされているとか組織化されていることが大切です。ばらばらにボランティアをしているのではないようです。

この「ＳＣ」を増やしていかないと超高齢社会は乗り切れないと、二〇一〇年（平成二十二年）七月、厚生労働省の健康局から保健所宛に、ＳＣを養成するように告知がなされました。現に、地域包括ケアシステムの構築の中でも、総合地域支援に住民活動を醸成する必要があるとしきりに述べています。もはや、行政や専門家の力だけでは超高齢社会は乗り切れないと見ているのです。住民が減り、高齢者だけが取り残される自治体にとっては、最後の拠り所《よりどころ》は住民の力しかないのです。

私はそのことを予感し、平成十七年度（二〇〇五年度）から茨城県で、本格的にシルバーリハビリ体操指導士を養成しています。体操を核とした高齢者の互助組織ですが、その働きは目を見張るばかりです。そして、高齢者のネットワークからは広がりと深みが生まれることを知ったのです。

どの自治体にも、いち早く住民活動を起こす必要があることを、強く訴えたいと思います。

第Ⅱ部　介護期・終末期リハビリテーション

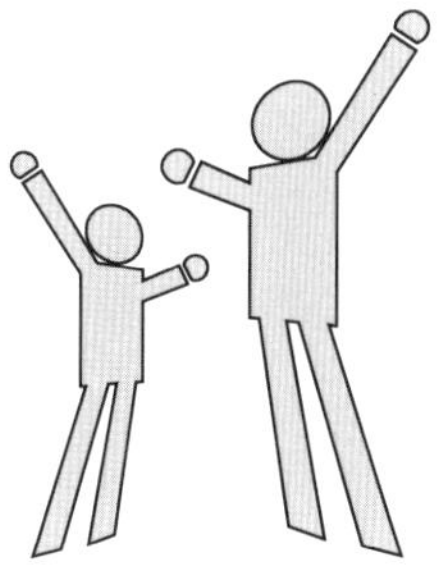

第一章　先達は考えていた

1 砂原茂一先生の思い

一九八〇年（昭和五十五年）に、リハビリテーション界の泰斗《たいと》であった砂原茂一先生は、著書『リハビリテーション』（岩波新書）の中で、二度にわたって右肩上がり志向のリハビリテーションに対して疑問を投げかけておられます。当時としてはとても勇気のある貴重な発言だと思うので、少々長くなりますが、その二か所をまず掲げておきます。

①「第七章 問い返される理念一　技術の限界と思想の拡がり（抄）」（前掲二〇〇頁より引用）

「リハビリテーションという場合、私たちは華やかな成功例だけを数え上げることは許されないように思われる。リハビリテーションのスペクトラムを考えるとき、その一方の極に「納税者」を

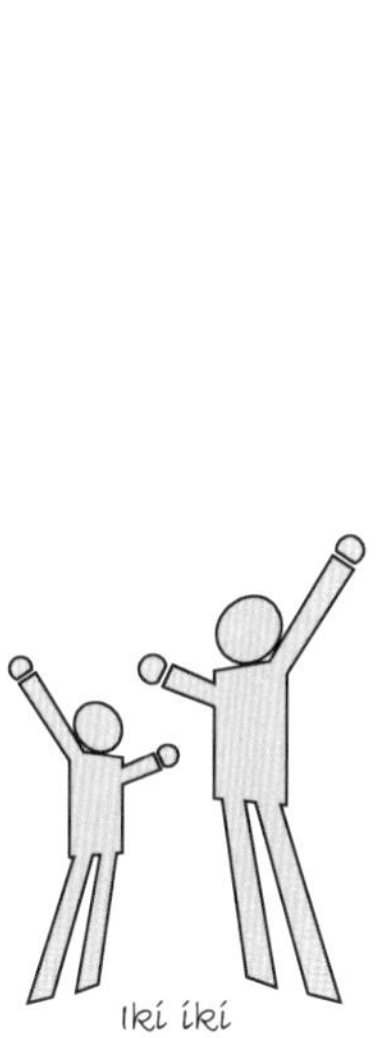

置けば他方の極に植物状態をつづける人を置かないわけにはいかない。そして「納税者」「社会復帰」などというスローガンの強調は、そのスペクトラムの一端だけを取り上げて他の極を切りすてることにつながりかねない。障害者の人権の主張、差別の克服を目指したはずのリハビリテーションが一部の障害者の人権の否定、新しい差別の創出に肩をかすことになりかねない。技術論としてとらえるかぎり、できることとできないことのあるのは当然であるけれども、理念としてとらえるなら、このような恣意的な切りすてはとうてい許されることではないであろう。」

②「第七章　問い返される理念四『すること』と『あること』（抄）」（前掲二一一頁より引用）

「しかしさらに障害の原点に立ち戻ると、どれほど環境条件を手厚く整えても、社会参加はおろか、社会と接触することさえ困難な最重度の障害者の層の存在を見逃すわけにはいかない。障害のスペクトラムのその一端を占めるのは植物状態の人であるが、それに近い状態の人も少なくない。

（略）

このような人々に対するかかわりをなおリハビリテーションと呼ぶかどうかは判断に困難なところであり、ひとによって意見の異なるところであろう。しかしどの時点で切りすてるべきかを決定することは、リハビリテーションの理念にかんがみると一層困難な問題であるはずである。」

2 二〇年経って、やっと

私は、一九七三年（昭和四十八年）から、リハ担当医師（第二理学診療科部長）として伊豆逓信病院（現・NTT東日本伊豆病院）に勤めていましたが、折りに触れ、障害は治りきらないのであるから、リハ・スタッフは障害者の最期まで関わる覚悟で接する必要があると主張していました。しかし当時、「終末期リハビリテーション」として自分の考えをまとめ、文章化する力はありませんでした。その頃、伊豆七島の一部の東京都大島管区である大島、利島、新島、式根島、神津島の在宅リハ支援のために、特別養護老人ホーム「大島老人ホーム」と伊豆逓信病院を核にしたリハ支援システムをつくり、それが縁でこれらの島々をたびたび訪ねて行くようになりました。そのとき、特別養護老人ホームや医療、福祉のサービス、殊に、リハ・サービスの行き届いていない離島の在宅高齢者の悲惨な姿に接して、どうしてあげようもない歯がゆさを感じていました。同じように、右肩上がりに機能の改善が期待できない人たちが大勢いることは、伊豆逓信病院に赴任する前から、都内の老人ホームへの指導や武蔵野市の寝たきり老人全戸訪問の支援などで知ってはいました。

一方、障害者と長く接していると、当然ながら、自分の受けもった人たちのなかにも命の終焉を迎える人が少なからず生じてきました。しかし、最期までリハの考え方をもって関わった人たちの最期の姿は決して悲惨ではなく、家族もそのプロセスのなかでリハの恩恵を感じてくださっていることを経験するようになりました。そのような僅かな自分自身の経験を基にして、二〇〇〇年（平成十二年）、ある看護雑誌に、「思想としての終末期リハビリテーション」と題する小論を発表し、人が亡くなるまでリハの思想と技術が欠かせないことを主張しました。思えば、砂原先生がいわゆる「右肩下がり」の人たちにもリハが必要ではないかと訴えられてから、二〇年も経ってしまっていたのです。

今は、自分自身が歳とともに身体機能が徐々に低下していくのを実感するようになり、心身機能の維持がいかに難しいかを経験するようになってきました。まさに、フレイルの状態になりつつある自分自身の問題に照らしても、超高齢社会のなかでのリハの考え方がさらにスピード感をもって広まり、各領域、特に介護の領域に浸透させていく必要性を思うばかりです。

3 定義の不備から「介護期」が生まれる

リハ医療は、急性期、回復期、維持（生活）期と、時期を分けて考えられるようになっています。さらに、維持期では訪問リハや通所リハが展開されるようにもなりました。それによってサービスの中身が濃くなっていくことに何の異存もないのですが、ただ、そのなかで語られる肝心の「リハビリテーション」の意味が共通していないように感じられてならないのです。それを糺《ただ》すためには、時期により温度差があるとしても、どの時期であれまたどの領域であれ、人の最期を見据えたリハの思想と技術をもつ必要があると確信するようになりました。そのような考えから、二〇〇〇年（平成十二年）十一月に日本リハビリテーション病院・施設協会機関誌の『論壇』に「維持期リハビリテーションのあとに『終末期リハビリテーション』を提案する」を書き、さらに二〇〇二年（平成十四年）に荘道社より『終末期リハビリテーション』を、二〇〇三年（平成十五年）に伊藤直栄教授と共著で『実技・終末期リハビリテーション』を上梓いたしました。

また、二〇〇四年（平成十六年）一月には、上田敏委員長の高齢者リハビリテーション研究会の「高齢者のくらしを支えるリハビリテーションの在り方（案）」について、当時、茨城県立医療大学の教授であった澤俊二先生と連名で、維持期のあとに終末期リハを入れるように意見書を提出いたしました。しかし、受け入れられることはありませんでした。

さて、拙著『終末期リハビリテーション』は、おかげさまで二刷まで増刷され、介護関係の人たちに多く読んでいただけたようです。このたび三刷と考え読み直してみますと、時代の流れは速く、一部分の改訂ではすまないことに気づき、書き下ろしの大改訂をすることを決意しました。一〇年以上にわたって「終末期リハビリテーション」という言葉を使ってきましたが、聞かれた人のなかから「終末期というには忍びない」と訴えるご意見もいただきました。それは、介護をされている人にとってはもっともな意見で、それを誤解のないようにしたいと考え、超重度ではあるがさしずめ命には関わらない人たちの介護にもリハの考えと技術をきちんと保証する目的で、リハ医療の流れに介護期という時期を明記することを提案したのです。

よく考えてみると、介護期リハと終末期リハとは、技術的には内容はほとんど同じです。そこで、この本の題を思いきって、『介護期・終末期リハビリテーション』としました。

この領域には、本章の中で述べるように、解決しなければならない課題がたくさんあり、リハの領域だけでなく看護や介護、さらに根本には、医療の領域での研究も、もっともっと必要であると考えられます。本書は、それらの問題提起の一つになればという思いで上梓したものです。

第二章　リハ医療の流れを整えるために

1 誰も切り捨てないという意思表示

二〇〇〇年（平成十二年）に介護保険が実施されると同じくして、回復期リハ病棟が生まれましたが、この病棟が生まれたことで、リハ医療の流れがはっきりしました。この病棟のおかげで、医療モデルのリハのなかに生活モデルのサービスを取り込みやすくなり、日本のリハ医療が大いに発展したのは厳然たる事実です。しかし、プラスの効果だけでなく解決すべきマイナスの一面もあります。例えば、リハ医療の「量」が膨大になったための規制と言ってよいかもしれません。そのなかでもリハビリテーションが診療報酬で、理学療法、作業療法、言語聴覚療法の三つの手法に限定されたのは憂慮すべきことでした。一般の理解が狭小なリハの技術だけを言うようになってしまったからです。これらの議論は本論と離れますので、興味のある方は拙著『「ハビリス」を考える』（三輪書店、二〇一一年）を読んでくだ

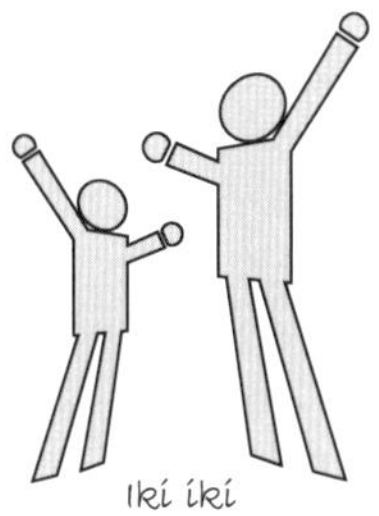

さい。

憂慮すべき流れを簡単に追うと、二〇〇六年（平成十八年）の介護保険と診療報酬の同時改定で、診療報酬でのリハの期限切りが行われました。さらにこの年の十二月には、医療保険と介護保険のリハは「主として身体機能の改善及び維持」を扱うとされ、心理療法の意味あいの強い集団訓練がなくなりました（言語聴覚療法は、言語訓練に限っての集団訓練が復活）。このように、医療保険でも介護保険でも、そこで行われるリハは、「主として身体機能の改善と維持」が目的であるとされたのは、リハのなかから「心」の問題を排除してしまうことになってしまいました。QOL（生活の質）をめざしたはずのリハビリテーションから「心」を抜いてしまったのでは、心柱のない塔、餡子のない餡パンのようなもので、「リハ」というのは羊頭狗肉の詐欺ではないか、と思うほどです。

さらに、診療報酬の改定ごとに、施設要件に在宅復帰率を求めるとか、改善の期待がもてない人をリハ医療の対象としない、というような右肩上がりの効率至上主義的な基準になってしまいました。高齢者のリハ医療も同様で、多くの問題をはらんでいます。例えば、回復期のあとを維持期と呼んでいますが、維持期とはいつまでをいうのか、――などです。高齢者は加齢のため、油断するとフレイルの状態になってしまうので、常に右肩上がりの機能改善は期待できないからです。

第Ⅱ部第一章でも述べたように、砂原先生の言葉を借りながら、リハはどんな重度の障害の人にも提供されるべきであると主張してきましたので、私はこのような背景のなかでは、「リハは誰も切り捨てない」という意思表示が必要であるという思いが強くなり、終末期リハに関して一段と力を入れるようになったのです。

２ 最後に「終末期」を入れる

誰も切り捨てることはない、と意思表示することは、とりもなおさず、維持期（生活期）のあとに終末期を入れることでした（図９）。人は誰しも最期を迎えるわけですから、人生、生命の終末までリハの思想をもって関わるべきであると信じています。そのような思想が欠如すると、関節の著しい拘縮のため、納棺時に骨・関節を折らなければならない、といった非人間的なことが起こりますし、皮膚に大きな床ずれを起こすとか、口腔に歯石が溜まるとか、ひどい舌苔《ぜったい》を生じたりします。詳しいことは『実技・終末期リハビリテーション』を読んでいただければよいのですが、いずれにせよ、死ぬまで人間らしい関わりがあると思うのです。自分の家族や親しい人が悲惨な姿で、病院や施設、また、在宅で療養をしていると思うと耐えられないでしょう。

一般の人は、それがなぜ起こるのかを知らないため、サービス提供者が黙っていれば、「そのようなことか」と諦め、特に治療者を問い糺《ただ》すことはしないでしょう。それをよいことにして、悲惨な人生の末路を黙認してしまうのは、医療関係者、介護関係者には許されないことだと思います。

最近、「維持期」を「生活期」と呼び換えるようになってきました。機能の維持ではなく生活をする

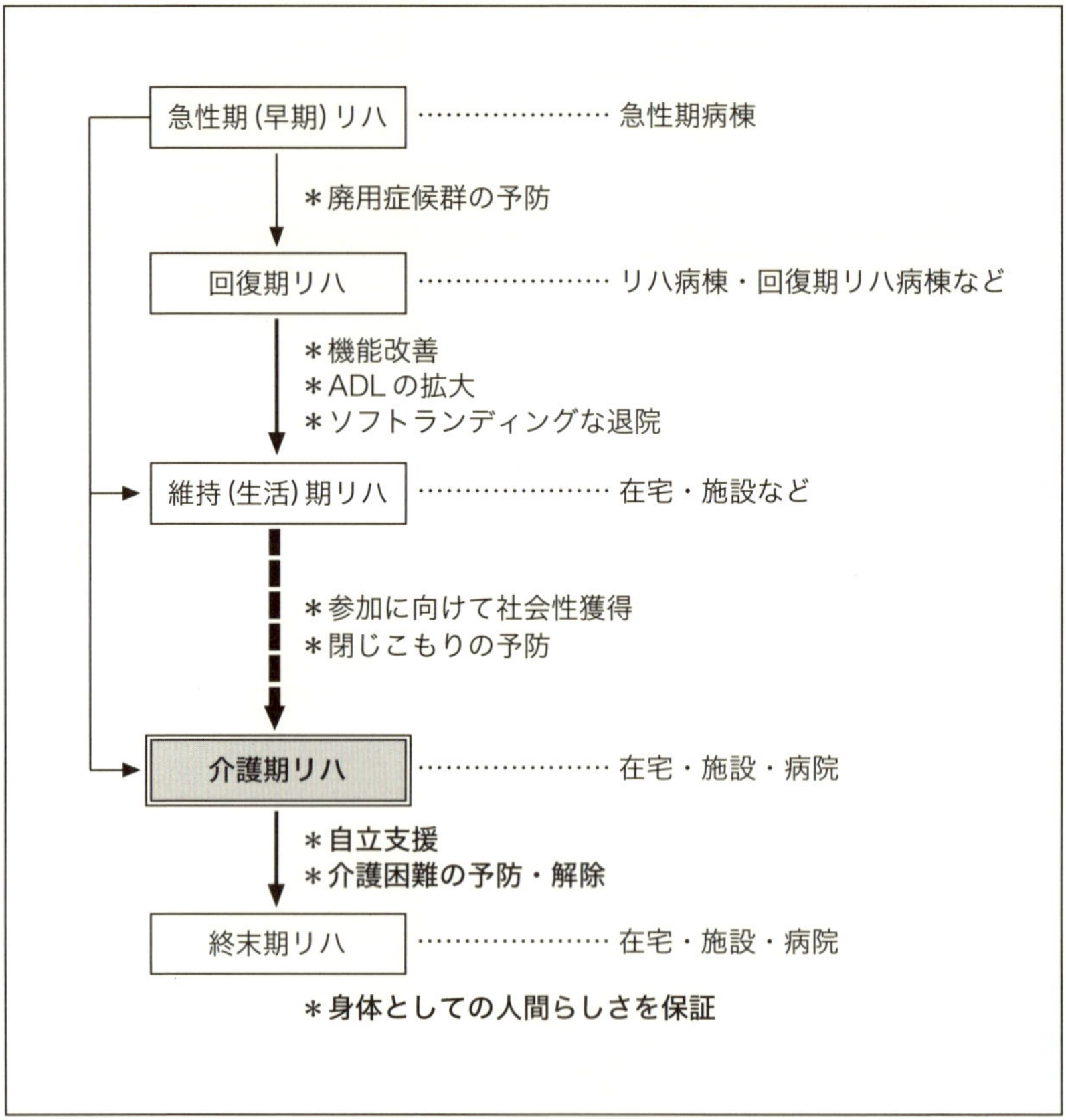

図9　リハビリテーション医療・ケアの流れ

ということに比重を置いた考え方で、リハを医療からできるだけ遠ざけたいという意思が働いているようにも受けとれます。流行りで言えば、ＩＣＦ（国際生活機能分類）の「活動と参加」に重きを置こうとしているのでしょうか。――もしそうであるなら、「主として身体機能」という心を無視した通達を、どこかで撤回しないと流れの辻褄が合わなくなります。障害者や高齢者が主体的に生活するとか社会参加するとかの気持ちになるには、よほどしっかりした「心的サポート」がなければならないのですから……。

私に言わせれば、診療報酬の「集団訓練」を社会参加の準備段階のプログラムとして再掲する必要があるのではないかと思います。これも、本書の目的ではありませんが、どのような維持期・生活期を送ろうとも人は次第に生の終焉を迎えるわけですから、最期をきちんと整えておくことが欠かせないのです。

リハ医療の流れの最後に終末期を入れると、流れは非常に落ちついたものになり、とにもかくにもリハ医療の全貌を可視化することができます。解決すべき課題のすべては急性期から終末期の間にあるので、それらについてはその都度少しずつ詰めていけばよいのではないかと思います。このように最期を見据えておいて、それより前のステージの在り方を考えるのを「大局的な見方」というのです。

3 いつから終末期というのか

いつから終末期というのかは非常に難しい問題です。日本老年医学会もこの点に関しては苦慮しているようです。苦し紛れの感がしないでもありませんが、「立場表明」をし、そこで字句の定義として、「終末期」を次のように述べています。これは、二〇〇一年（平成十三年）の定義とほぼ同様です。違ったのは「可能な最善の治療により」が「可能な限りの治療によっても」の傍線の部分だけです。

病状が不可逆的かつ進行性で、その時代に可能な限りの治療によっても病状の好転や進行の阻止が期待できなくなり、近い将来の死が不可避となった状態。

私自身は、二〇〇二年（平成十四年）に上梓した『終末期リハビリテーション』で、その意味するところを言葉にしておきました。とにかく言葉にしておかないと、「言った」「言わない」の話になるし、なにより後の人に直してもらえないからです。そのとき自分ではそう思っていたとしても、時を経たり、大勢の人の目に触れたりすると、不都合な点が出てくるからです。定義については次の章で詳しく説明します。

4 すべてのステージに「ハビリス」を

いずれにしても、どのステージにあっても「ハビリス」の精神で接することが求められると思います。その結果として機能障害を残すのであれば、それこそ理学療法、作業療法、言語聴覚療法をすべきです。

「ハビリス」は前に述べたように、リハビリテーションの語源で、ラテン語の形容詞です。「適している、ふさわしい」という意味で、これに接頭語の「リ」と接尾語の「エイション」がついてできた言葉です。「再びそれに適した状態にする」ということで、初めは医学以外で使われた言葉が、次第に障害者について使われるようになりました。

医学では、長い歴史のなかでリハビリテーションの定義の変遷はあったものの、現在、「障害をおっても歳をとっても人間らしく暮らす、人間らしくある」と解釈するのが一般的だと思います。ここで「人間らしく暮らす」というのは比較的わかりやすいのですが、「人間らしくある」という意味は少し考える必要があると思います。というのは、「暮らす」ではその人が主体的に暮らすという意味を読み取りやすいのですが、「人間らしくある」というのは対象とする「人間」が「主体的に生活を送れない」状態を意味していて、その中身がけっこう複雑です。

ＡＬＳ（筋萎縮性側索硬化症）のような難病のため意識はあっても身動きがとれず自分の意志を伝え

られない人や、遷延性の意識障害のためいわゆる植物状態にある人、先天的に重度障害で意識がはっきりしない小児などは、「主体的な生活」を送るとは考えられません。自分で自分の身の保全もできず、意志伝達も不可能だからです。高齢者で寝たきりの人のなかにも同様な状態の人が多く見られます。ここでは、このような人の「らしく」を考えようとしているのです。

私自身は大きな括《くく》りとして、「身体として人間らしく」とし、その中身を吟味することにしています。「身体として人間らしい」かは、その人が住む生活圏の文化的な意味において「普通」に考えられる範囲であればよいと考えています。その状態であれば、「らしい」を大切にしたケアがあったと考えるのです。

そのような判断基準をもって、急性期から終末期までのケアの内容をチェックする必要があると思います。

急性期には医療機関にすべてお任せになりますが、それだからこそ、「生物（動物）としての人間として」ではなく、「尊厳ある人間として」扱われているかどうかが問われると思うのです。尊厳という言葉を使いましたが、まさにこの一語で「人間らしく」は尽くされているかもしれません。

ただここで問題なのは、人によって尊厳の中身の解釈が違うことです。ある人には尊厳に関わると思われても、ある人はそう思わないということです。医療やケアを提供する側と受ける側で、その感覚が異なるとトラブルにも発展しかねません。

抽象的な言葉を解釈するとき、私は反対の極にある言葉や意味を考えてみることにしています。例えば、平和とは何かを考えるときは戦争が反対にありますから、そのような状況でないことをまず平和とします。ケアや医療で言えば尊厳の反対は虐待です。虐待はすでに類型化されていますから、その反対が尊厳あるケアとなります。そうやって考えると、尊厳とはそれほど難しいことではなく、その人が住むその時代や場所で「普通」になされているようにされることと言えなくはありません。

二〇〇三年（平成十五年）に堀田力氏が委員長の高齢者介護研究会が「二〇一五年（平成二十七年）の高齢者介護」という報告書を提出し、現在の高齢者施策はすべてこれに基づいてなされていますが、その報告書の副題には「高齢者の尊厳を支えるケアの確立に向けて」と書かれていました。これは、高齢者だけでなく医療を含むあらゆるケアに通じる精神だと思います。仕事の評価基準の一つに「尊厳」があるのは、とてもよかったと思っています。

ちなみに、先にも述べた国連の提唱する「高齢者のための五原則」（二一頁参照）では、自立、参加、ケア、自己実現、尊厳が挙げられています。この中でも、とりわけ終末期には尊厳がもっとも重要ではないかと私は考えています。そうすれば、尊厳にすべてが括られてくるように思われます。

回復期は、当然、人間らしい生活が送れるように心身機能の改善のための良質な支援がなされなければなりませんし、ソフトランディングな退院ができるように支援されるべきでしょう。

維持（生活）期のケアは、医療だけでなく介護や福祉によるケアが必要になることもありますが、「人間らしい」生活かどうかを考える必要があるでしょう。

終末期は、人生の終焉も近いので、人の最期にふさわしいかについて考えます。どのように亡くなるのがよいのかは非常に難しい問題ですし、おそらく誰も結論が出せないかもしれませんが、それだからこそ一人ひとりについて吟味されなければなりません。

そして、本当の最後の最後は、本書の狙いの一つでもある「きれいなご遺体をつくる」を考えることでなければならないと思います。この点に関しては介護評価のところで詳しく述べます。

第三章　終末期リハビリテーションと介護期リハビリテーション

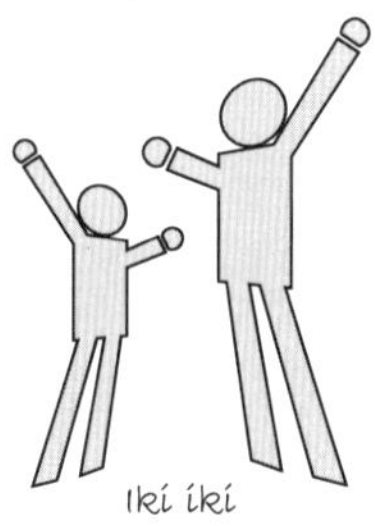

1 定義の改定

終末期リハビリテーションを提唱し、前述のとおり、二〇〇二年（平成十四年）に荘道社より上梓した『終末期リハビリテーション』の中での定義は、次のとおりでした。

加齢や障害のため自立が期待できず、自分の力で身の保全をなしえない人々に対して、最期まで人間らしくあるよう医療・看護・介護とともに行うリハビリテーション活動。

この定義でおよそ言わんとすることはわかるのですが、自分自身のなかで「終末」という言葉が、「障害が改善しない」という意味での終末と「生命の終焉」という意味での双方の終末が整理されておらず、それがないまぜになっていたように感じていました。それは、高齢者についての考えが強く頭にこびりついていたからだと思います。たしかに、高齢者であれば障害のひどさと生命の終わりとが近くにあり、この定義で述べる状態になれば、終末期といってもそれほど違和感はないと思います。

ただ、機能が右肩上がりの人を対象にする診療報酬での「リハビリテーション」の考えからすれば、いったい何を言っているのか、という議論になるでしょう。しかし、リハの本来の意味と診療報酬の中でいうリハとはそもそも大きな齟齬《そご》があるので、私は気にもなりませんでした。何といっても人は皆死ぬという厳然たる事実があり、その真実から目をそむけることはできませんし、むしろ、どの時点でリハがなくてもよいのかを明確にすることのほうがはるかに難しいからです。これは、砂原先生も指摘しておられるとおりです。

元気な人と寝たきりの人では明らかに線を引くことができます。例えば一〇〇人のなかで、健康の度合いが一番目の人と一〇〇番目の人の違いは歴然としているでしょう。しかし、四九番目と五〇番目の人の差はわずかしかありませんから線引きはしにくいはずです。国民が一億人いるとすると五〇〇〇万番目の人と四九九九万九九九九番目の人との差はつかないでしょう。そのような連続線上にある人をばっさり切るのは、人のすることではないと私は考えています。切れないものは切らない、むしろ、包み込んでいく智恵を絞るべきです。

そのように考えていたので、この定義でやっていけると思っていましたが、当事者からの意見は無視できないと思いました。それは、次に述べる「終末期というには忍びない」という言葉でした。

2 終末期というには忍びない

茨城県立医療大学の附属病院には、今も多くの超重度の障害児が入院しています。私が病院長をしていた開院当初からです。病棟には、意識のまったく判然としない子どもがただただ看護を受け、関節可動域訓練、ポジショニング、肺理学療法などの定期的な理学療法を受けているだけです。この子たちはおそらく、看護の手、医療の手がなければ長くは生きられないのです。この超重度な障害児の存在を三角形の頂点に置くとすると、その底辺には数多くの軽度の障害児がいて、通院したり、時にショートステイをしたりしながら暮らしています。障害児施設にいる子どもも大勢いるはずです。この大勢の子どもたちの個々の障害の程度の差は区別できないほど小さいでしょう。

通院児に付き添ってくるのはほとんどが母親です。日夜、悪戦苦闘しながら子どもと生活しているのです。そのように生活をしている母親が集まる会が病院に組織されていて、院長としてその会にたびたび出席し、多くの要望を聞かせてもらいました。そんなあるとき、ある母親から「うちの子どもも終末期のリハビリテーションでしょうか。障害が治らないという意味はよくわかるのですが……」と言われたのです。

実は、私の本は病院の売店に置いてありましたから、何かの折に目にしたのか人に聞いたのかはわか

先天性重度障害児

一時も介護の手が離せない

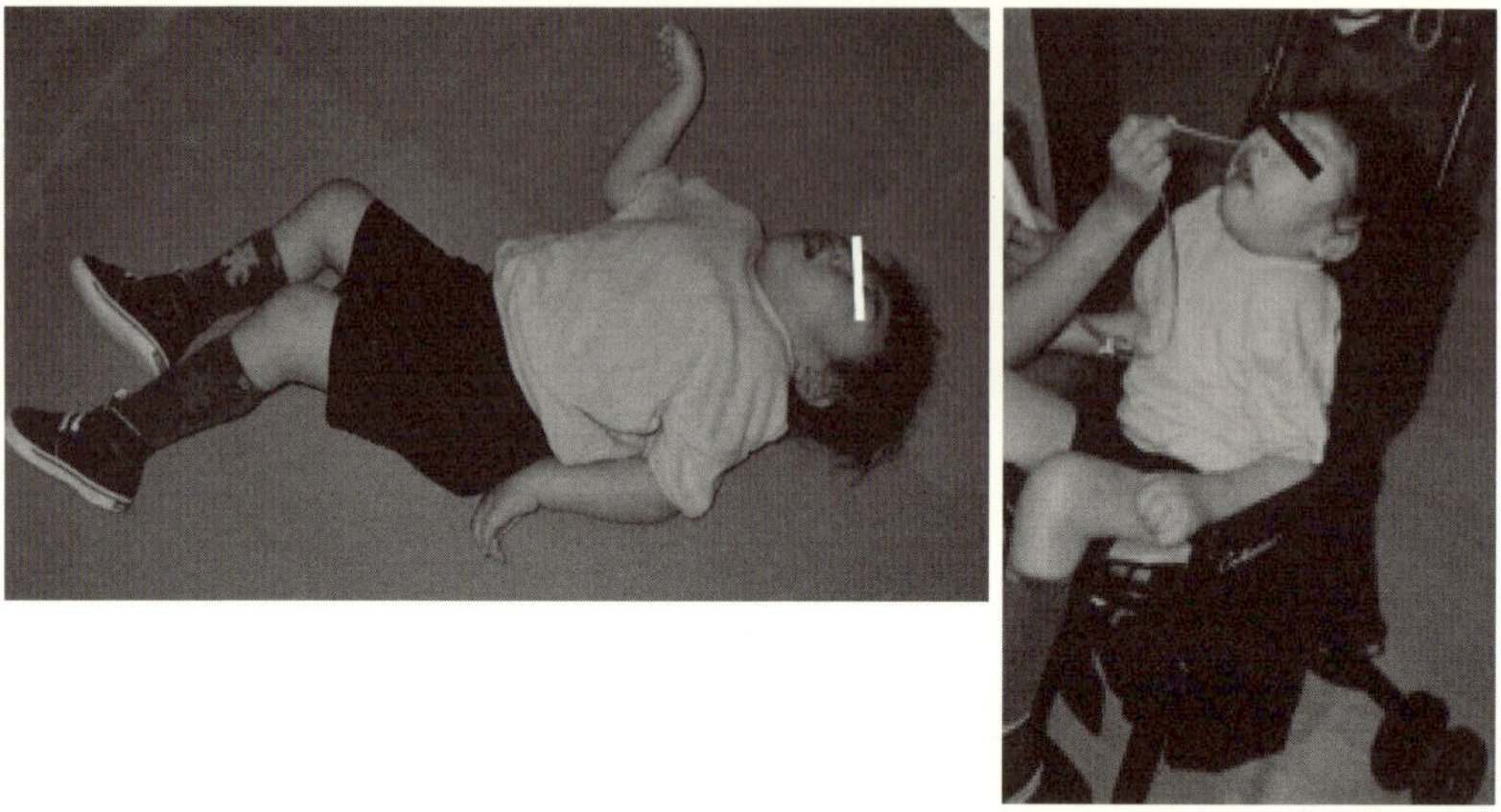

写真2　終末期というには忍びない①

りませんが、その言葉を聞いて私は絶句しました。この苦労しているお母さんたちを悲しませてしまったことに本当に心を痛めました。

　たしかに、障害だけを取り出せば「終末」的と言えるかもしれませんが、この子たちはこれから成長していきます**（写真2・3）**。現に、重度障害「児」のなかには「成人」もいっぱいいるのですから……。

　また、ある患者さんの奥さんから「うちの主人も終末期でしょうか」と言われたこともあります。その人は、交通事故による頭部外傷と下肢の骨折のため多くの後遺症を抱えている中年の人の奥さんです。介護をして一〇年にもなる人です。――この返事にも困

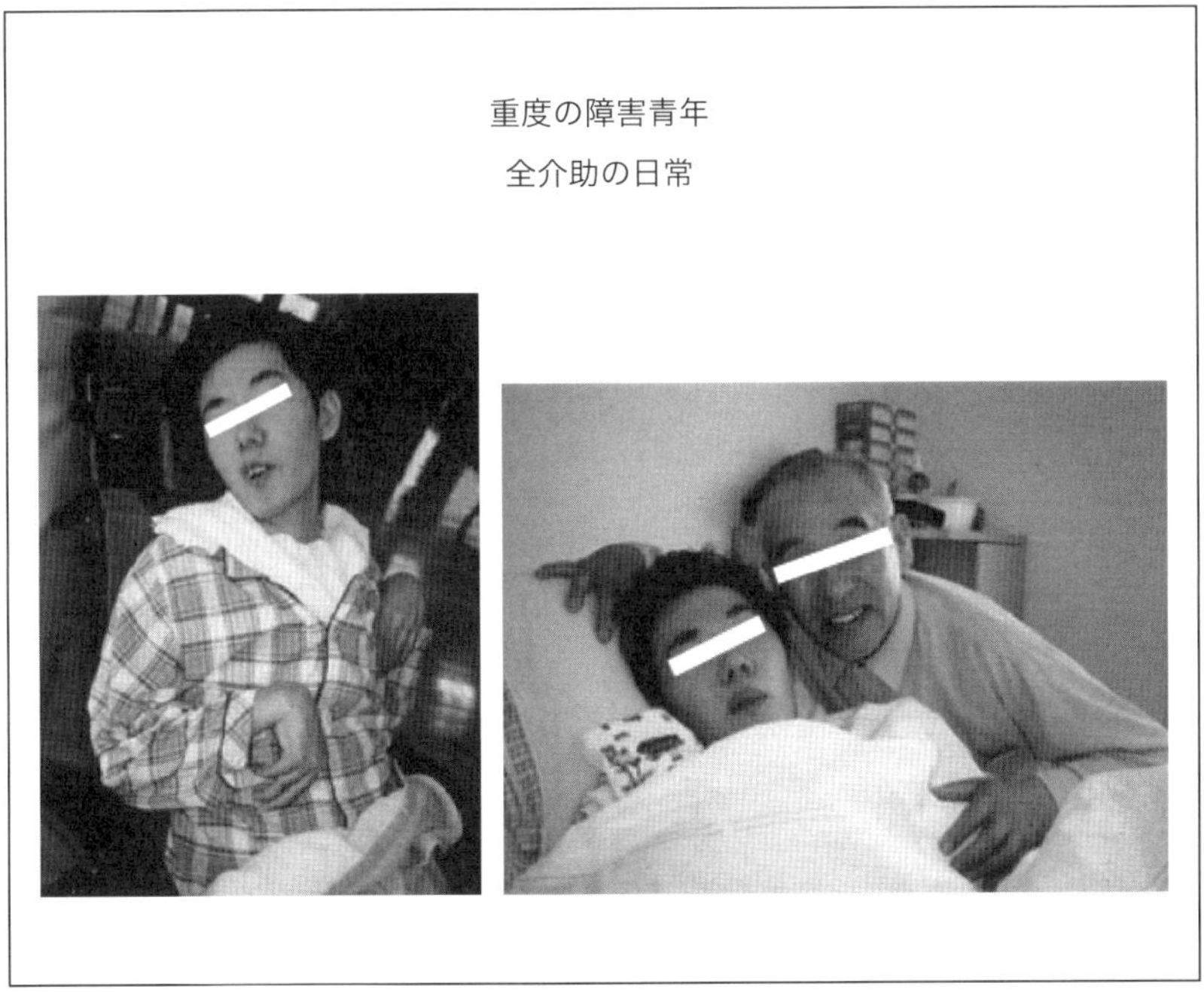

写真 3　終末期というには忍びない②

りました。私の終末期の定義では不十分であることがよくわかりましたので、思い切って改定をすることにしたのです。それは、終末にはっきり、生命の終焉について記載することでした。

同時に、先ほどの超重度の子どもや介護を受けなければ生きてはいけない重度障害者についても、リハの恩恵が行き届くようにと考え、考えついたのが「介護期リハビリテーション」です。したがって、改定後の「終末期のリハビリテーション」は「介護期リハビリテーション」がセットになっているのです。

3 新しい定義

そのような事情から定義を次のように一部改めました。

加齢や障害の進行のため、自分の力で身の保全が難しく、かつ生命の存続が危ぶまれる人々に対して、最期まで人間らしくあるよう医療、看護、介護と共に行うリハビリテーション活動。

言葉というのは難しく、このように表現しましたら直ちに、「生命の存続が危ぶまれる」とはどのような状態をいうのかという意見がありました。開き直って聞かれると、それを言語化するのはとても難しいことです。しかし、それに対しても一定の考え方を示す必要があると思いました。日本老年医学会が「終末期」の定義に苦慮し、「立場表明」とセットにした苦労がよくわかります。

機能だけを取り出してみれば評価の章で述べますが、次第に機能が低下してきてベッド上だけの生活に制限されてしまうような状態をイメージしています。頸髄損傷の四肢麻痺の人のように損傷後からベッド上の生活を強いられるとしても、訓練により車いすの生活ができる人もいますから、動けないというだけでは終末期とはいえません。ただ、そのように機能が低下し、なおかつ「生命の存続が危うい」

状態でなければならないわけで、どうしても「生命の存続が危うい」について、何がしかの基準をもたなければなりません。

表1に、人の最期が近づいたときによく使われる言葉を、筋力、基本動作、食事、排泄、体型、表情、会話、訴え、要求、睡眠、生活リズム、バイタルなどで整理し、列挙してみました。このように並べてみると危うい状態が少し目に見えてきます。私の母親の最期を見ておりましても、ここに列挙した言葉のいくつかが当てはまると思いました。

「そろそろ」とか「いよいよ」という言葉はよく耳にします。実は、この表でいえば、「そろそろ期」の前に「○○期」の言葉とそれの内容を表す言葉がほしいのです。ある医師は「ぼちぼち期」を提案してくれました。また、その前の時期で「だんだん期」はどうかと提案してくれた老人保健施設で働く理学療法士がいました。このような言葉探しは、大勢の経験者の話を聞き、それぞれについて吟味していけばよいと思います。

いずれにせよ、人の生命の終焉を予測するなどは、とても難しいことです。どうやってもあいまいさが残ると思います。ですから、「介護期・終末期リハ」の意図するところを汲んでもらい、手法を広めることが大切ではないかと思っています。

表１　生命の終末期の判断症状（大田素案）

そろそろ期	・握手の力が減ってきた。 ・寝返りをしなくなった。 ・食事，水分の摂取量が減ってきた。 ・嚥下が下手で口の中に食べ物が残るようになった。 ・排泄の訴えがなくなってきた。 ・失禁（尿・便）するようになった。 ・痩せが目立ってきた。 ・皮膚が乾燥してきた。 ・無表情になってきた。 ・会話量が減ってきた。 ・訴えが減ってきた。 ・睡眠時間が不規則になってきた。 ・睡眠をとる時間が長くなってきた。 ・刺激を与えると起きるが，すぐ眠るようになった。 ・血圧が幾分下がってきた。
いよいよ期	・食事をしなくなった。 ・水分を摂取しなくなった。 ・脈が乱れるようになった。 ・呼吸が乱れるようになった。 ・起こせば目を開けるが，すぐ眠るようになった。 ・血圧が低くなってきた。
まもなく	

筋力
基本動作
食事
排泄
体型
表情
会話
訴え
要求
睡眠
生活リズム
バイタル
など

4 介護期リハビリテーション

終末期リハビリテーションを定義していく過程で、そのなかに括れない重度の障害者に対するリハをどう呼ぶのかが問題になりました。維持期とは言いにくいその人たちをリハから除外してしまわないために、いや、介護のなかにもっと積極的にリハの考えと手法をもってもらうために、介護期リハという言葉をつくりました。

対象者は、生後から介護を受けなければ生きていくことができない重度障害児や遷延性意識障害者のように、急性期の状態から回復期や維持期を経ないで直接的に介護を受けるだけの状態に入る人、それに、難病の進行のためじわじわと全介助の状態になってしまうような人、フレイルの状態を繰り返しながら次第に全介助の状態になってしまったような高齢者が対象になります。

この人たちはすぐに生命が損なわれるわけではありませんが、意思表明もできず、障害は重度です。この人たちへの積極的なリハを保証するために、介護期リハという概念を提唱したのです。終末期を再定義するために、「介護期」を明確にする必要があったと言ったほうがよいかもしれません。

第四章　介護期・終末期リハビリテーションの実際

1 実際の手法

①清潔の保持

人間ほど身体の清潔を重んじる動物はありません。日常の生活を見ても、洗面、手洗い、入浴などです。身体ではありませんが、衣食住、環境に至るまで清潔を保つ努力がなされています。介護を人の手に委《ゆだ》ねるようになると、それは、介護する人の清潔感に関する感性によるところになります。したがって、それを明文化しておかないと、手を抜かれることが起こります。

身体機能との関係でみると、関節可動域が制限されると、清拭ができず不潔になります。関節の可動域を保つことは基本中の基本です。特に、腋窩《えきか》であるとか、股間、指の屈側などです。

更衣のときに少しでも関節を動かすように心がけるなど、関節を動かそうとする気持ちがあるかない

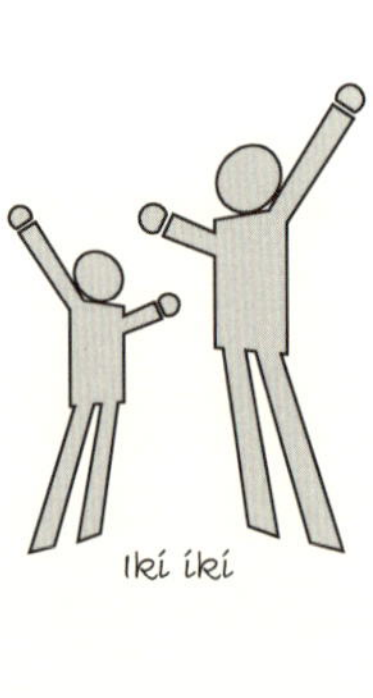

かで大いに変わってくると思います。

障害によっては痙縮が強くて可動域が十分とれにくいこともありますが、曲がっている関節を温めるとか、ほかの関節と連動しながら可動域を得るとかの工夫が要《い》ります。理学療法士、作業療法士の支援が必要かもしれませんが、介護する人がきちんと講習を受けて勉強することが大切です。

経口摂取とも関係しますが、口が開かないと口腔内をきれいにできません。最低限、二横指半くらいは縦に開いてほしいのです。なぜかと言えば、一本の指にガーゼを巻いて複雑な口腔内を清拭できるからです。

爪を切るのも、清潔の保持に入れておくべきです。筆者の経験といいますか、ほとんどトラウマになっている老人に会ったとき、つくづくそう思いました。その老人は、手指が曲がり爪が手のひらに食い込んで傷つけ、手のひらは化膿して悪臭を出していたそうです。やむを得ず病院を受診したら両腕を前腕部で切断されたと言うのです。

その腕は本当に切断されなければならなかったのでしょうか。前段のケアはどうなっていたのでしょうか。老人の人権は守られているのでしょうか……。許可を得て写真を撮らせてもらい、老人の悲しみを忘れないためにも、写真は今も使わせてもらっています。もう四〇年も前のことですが、現在も似たようなことが起こっているのではと心配なのです。

②不動による苦痛の解除

身体を動かさないと苦痛であることは、健常者なら誰でも知っています。寝ていても同じ姿勢でいるのはつらいので、知らず知らずのうちに、私たちは寝返りをうちます。静かに座って講義を聴くのも、けっこう腰のあたりが痛くなって、むずむず動きたくなります。車いすに座らされ拘束されるのは、虐待に近く、意識がない人であっても同じ姿勢をとらせておくのは、苦痛を与えていると認識すべきです。

床ずれの予防のため「体位変換」は行われますが、「不動による苦痛の解除」のために身体を動かすという考えは少ないと思います。

中学生のときであったか高校生のときであったか忘れましたが、生物の授業で、脊髄を破損させたいわゆる脊髄蛙をつくり、麻痺してだらりとなった足に塩酸を浸した布を当てると、蛙が足を引っ込める実験をしたのを思い出します。脊髄を切ってありますから痛みが脳に伝わることはないのに、蛙は足を引っ込めるのです。これは脊髄レベルの逃避反射です。このような動きは、不動による苦痛を与え続けると意識のない人にも生じると考えられます。苦痛を感じている身体は、意識がなくても反応しているのです。それに加えて、ある姿勢によっては、姿勢による特有の反射が生じて、四肢の関節が屈曲したり伸展したりする現象が現れることもあるのです。

このような苦痛を解除するために、寝返りをさせたり、時には関節を動かしたり、できれば可動域いっぱいに動かしたりすることも大切です。動かしてもらえると、本人はとても気持ちがよいはずです。

そして、関節可動域が保たれれば、清拭も楽になるのは述べたとおりです。

③不作為による廃用症候群の予防

避けがたい廃用症候群がないとは言えません。例えば、寝たきりの状態が長く続くと、骨粗鬆症を起こすなどです。宇宙の無重力の状態に長くいると同様なことが起こります。寝たきりであれば自分の意志で筋肉を使いませんから、次第に筋委縮が生じるでしょう。肺活量が落ちて、心肺機能も低下すると考えられます。これらはどうしようもない廃用症候群と言えるでしょう。

ここでいう不作為によるというのは、防ぐことができる廃用症候群のことです。防ごうと思えば防げるのに、お世話する側の無知によって起こしてしまう類の廃用症候群です。

関節の拘縮もそうですし、床ずれなどもそうです。沈下性の肺炎といって、体位を変えないと、肺の下側になったほうに少しずつ浸出液が溜まり、肺炎になることがあります。体位の交換は意識のない人には気をつけなければなりません。

口腔内は、気をつけていないと舌苔ができることがあります。歯石が生じるとか歯周囲炎を起こし、汚れた唾液が知らず知らずのうちに気管から肺に入って、肺炎を引き起こすこともあります。また、入れ歯を外しておくと歯肉が委縮して、顔の形が変わってしまうこともあります。手入れをきちんとして、支障のないときは入れ歯を入れます。

これらのことは、防ぐ意識があれば防げるので、不作為としました。

④著しい関節の変形・拘縮の予防

少々の関節の拘縮は目をつぶるとしても、ひどい拘縮が進むと、口が閉じない、指が広がらない、肩が動かない、股関節が広がらない、膝関節が伸びない、足関節が直角に戻らない……、など困ったことが起こります。困ったこととは、介助がしにくいに始まって、死後に顔の化粧が整わないとか、納棺のときにご遺体に特別な処置をしなければならなくなることなどです。納棺され、お別れでお棺を開けたとき、口が開いて入れ歯が閉じている顔を想像してみてください。

人の最期がこのようにみじめな姿であってよいはずはありません。しかも、これらは防ごうと思えば防げることです。亡くなると湯灌《ゆかん》をしますが、そのときには全身を見ますから、どこに変形や拘縮があるかすぐわかります。介護評価はこれらを評価するのです。よいケアをしていればこのようなことにはならないのですから。

⑤呼吸の安楽

苦しそうに呼吸をしている姿は、見ていてもつらくなります。自分で体位を変えられない人が、長時間同じポジションをしているのはよくありません。沈下性肺炎を起こすからです。そのことは介助している人も知っているのですが、それだけでなく、痰が出やすいように体位を変えるのは基本中の基本です。胸郭を叩くタッピングの手法もあります。また、大きい呼吸をしないと、胸郭は動きが悪くなって、肺活量が減少してしまいます。胸郭が縮むのを少しでも防ぐためには、お腹を押して肺に空気が入るようにします。肋間の筋肉を柔らかくするために肋間筋のマッサージをすることや、横隔膜を鍛えるために軽い砂のうをお腹の上に置いておくこともあります。

いずれにしても、肺理学療法はとても進んでいる領域なので、そこで行われる手法を一つでも二つでも、看護・介護は進んで取り入れるべきです。理学療法士がいればもちろん協力すべきですが、そのとき看護や介護で行える手法を指導しなければなりません。

⑥経口摂取の確保

意識があり、食べる意志が確認できれば、一口でも口から食べられるようにすべきです。胃ろうをつけた人が多くなってきましたが、たとえ胃ろうをつけた人であっても、一部だけでも経口的に食事が摂れるように進めるべきです。摂食嚥下リハビリテーションは非常に発達した領域です。本当に胃ろうが必要なのかどうかは、その専門家に判断を仰ぎたいと思います。人は生きている以上、栄養を補給しなければなりませんが、栄養を補給することと食事とは別の意味もあります。食事を楽しみたいと思うのは人間の本性に近く、だから、グルメが産業になるのです。

国際的な免疫学者であった故・多田富雄先生は、食事に時間がかかりすぎ、栄養補給はついに胃ろうになりましたが、トロミをつけたウイスキーの水割りを飲むのを楽しみにしておられました。

一口でも経口で食事を摂ると考えるのは、ＱＯＬの点から見ても、とても大切な考えだと思います。

⑦尊厳ある排泄手法の確保

トイレに行きたいときにトイレに行くというのは、尊厳に関わるもっとも大事なことと言えましょう。高齢者虐待は、類型で五つに分類されていますが、その中に「人前での排泄」が含まれています。人前とは、わざわざ人の前に連れてきて排泄の世話をすることではなく、排泄していることを他人に知られるようなところでさせることです。多床室でのポータブルトイレもつらい思いをさせます。おむつ交換も同じです。特に、大きなほうの処置は人の尊厳を根本から剥ぎ取ってしまうでしょう。そのために、自分のいる場所、関わる人などすべての認知を放棄してしまい、弄便《ろうべん》などの異常行動を起こし、認知症のような状態になることもあります。自己防衛かもしれません。

排泄の処置には、たとえ動けない人であっても、特別な部屋を用意したいと思います。現実には、施設も病院もそうなっていないので、これからの大きな課題かもしれません。しかしそうであるならば、常にそのことを念頭に置き、議論をすべきでしょう。そうでなければ、いつまで経っても改善はないと思います。だいたい、動ければトイレに行けるのに動けないだけでトイレに行けない、根本的な尊厳を捨てなければならない、というのは納得がいかないことです。

⑧家族へのケア

家族へのケアの基本は、①から⑦までのことがなされていて初めてできると考えるべきです。そのとき、家族はできるだけのことをしてもらったと思えるし、ケアをしてくれるよい人たちと巡りあったと感謝するでしょう。大切な人を失った家族には、このような気持ちをもってもらえるように努力することが、家族へのケアの基本です。できる範囲でよいので、家族にもケアの一部を手伝ってもらうことも大切です。手伝ってもらうのであって、人手の代わりに手伝ってもらうのでないことは言うまでもありません。

第五章　二つの評価法の提案

介護評価については、今後研究が進んでいくでしょうが、現在、私は二つの手法を提案しています。一つは死に至るプロセスを身体機能で見るもの、もう一つはご遺体の姿を観察して減点法で点数化し、ケアの開始時とケアの終了時または死亡時の点数を比較するやり方です。前者をプロセス評価、後者を身体総合評価と名づけていますが、名前にはこだわりはありません。

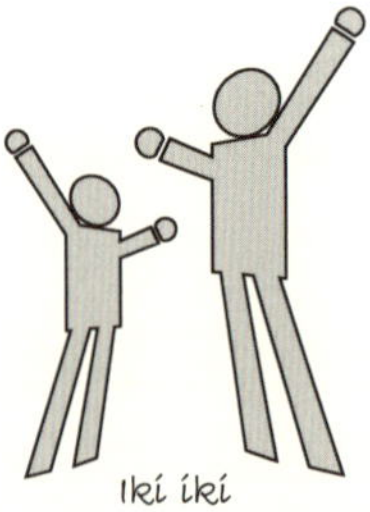

1 プロセスで評価

表2は、カルノフスキーがつくった癌の緩和ケアで用いられる分類ですが、身体機能を一〇〇パーセントから死の0パーセントまでの一〇段階に分けてあります。さらに大きな括りとして、三段階、

表 2　カルノフスキーの身体活動性尺度

<table>
<tr><th>%</th><th>症　状</th><th>介助の要・不要</th></tr>
<tr><td>100</td><td>正常，臨床症状なし</td><td rowspan="3">正常な活動可能，特に看護する必要なし</td></tr>
<tr><td>90</td><td>軽い臨床症状があるが正常な活動可能</td></tr>
<tr><td>80</td><td>かなり臨床症状があるが努力して正常な活動可能</td></tr>
<tr><td>70</td><td>自分自身の世話はできるが正常な活動・労働をすることは不可能</td><td rowspan="3">労働不可能，家庭での療養可能，日常の行動の大部分に病状に応じて介助が必要</td></tr>
<tr><td>60</td><td>自分に必要なことはできるがときどき介助が必要</td></tr>
<tr><td>50</td><td>症状を考慮した看護および定期的な医療行為が必要</td></tr>
<tr><td>40</td><td>動けずに適切な医療および看護が必要</td><td rowspan="4">自分自身のことをすることが不可能，入院治療が必要。疾患が速やかに進行していく時期</td></tr>
<tr><td>30</td><td>まったく動けず入院が必要だが死は差し迫っていない</td></tr>
<tr><td>20</td><td>非常に重症，入院が必要で精力的な治療が必要</td></tr>
<tr><td>10</td><td>死期が切迫している</td></tr>
<tr><td>0</td><td>死</td><td></td></tr>
</table>

表 3　障害老人の日常生活自立度（寝たきり度）判定基準

<table>
<tr><td>生活自立</td><td>ランクＪ</td><td>何らかの障害等を有するが，日常生活はほぼ自立しており独力で外出する
1. 交通機関等を利用して外出する
2. 隣近所へなら外出する</td></tr>
<tr><td>準寝たきり</td><td>ランクＡ</td><td>屋内での生活は概ね自立しているが，介助なしには外出しない
1. 介助により外出し，日中はほとんどベッドから離れて生活する
2. 外出の頻度が少なく，日中も寝たり起きたりの生活をしている</td></tr>
<tr><td rowspan="2">寝たきり</td><td>ランクＢ</td><td>屋内での生活は何らかの介助を要し，日中もベッド上での生活が主体であるが，座位を保つ
1. 車いすに移乗し，食事，排泄はベッドから離れて行う
2. 介助により車いすに移乗する</td></tr>
<tr><td>ランクＣ</td><td>１日中ベッド上で過ごし，排泄、食事，着替えにおいて介助を要する
1. 自力で寝返りをうつ
2. 自力では寝返りもうたない</td></tr>
</table>

（平成 3 年11月18日 老健第102-2号 厚生省大臣官房老人保健福祉部長通知より）

すなわち、

①普通に暮らせる

②生活に一部介助が必要

③常時看護や医療が必要

に分けています。これにより患者がどの段階にあるかを大雑把に把握するものです。この手法を介護評価の一つに取り入れようと考えました。

カルノフスキーの分類にあたる分類として、厚生省（現・厚生労働省）が一九九一年（平成三年）に発表した「障害老人の日常生活自立度（寝たきり度）判定基準」**（表3）**を用いることにしました。これは表に見るように、大きくはＪ・ＡＢＣランクの四段階に分かれています。Ｊランクは外出可能なレベルで介護期・終末期にはそぐわないので除外することにし、身体機能レベルが低下してきて室内でのみ歩けるレベルのＡランク以下を使うことにしました。それぞれのランクはさらに2ランクに分かれています。

このＪ・ＡＢＣのランクを「トイレに行くために」という考えを基にして、それに必要な動作を一〇段階に分け、**表4**に示しました。Ｃランクはベッド上だけの生活になります。加齢によって次第に死が近づいてくると当然行動が減るわけですから、ＡランクからＣランクの2に落ちるわけです。介護評価はこの落ち方、すなわちそのプロセスで評価するものです。

図10は仮の図です。このように一直線に一〇〇から低下して0すなわち死を迎えることはないと思

表4　高齢者のJ・ABC分類に基づく動作性尺度（大田 Ver. 2）

%	身体活動	J・ABC ランク
100	家の中なら何とか歩ける。	A1, 2ランク (歩行可能) 要支援～軽介助
90	杖，歩行器，手すりを使って歩ける。	
80	歩行に見守りや介助が必要。立ち上がり可能。	
70	自分で立ち上がり，30秒以上つかまって立っていられる。	B1, 2ランク (腰掛け～起立可) 中介助～重介助
60	介助で立ち上がり，30秒以上つかまって立っていられる。	
50	自分で起き上がり，10分以上ベッドに腰掛けていられる。*1	
40	自分で起き上がり，背もたれがあれば座っていられる。	C1, 2ランク (腰掛け不可～) 重介助～全介助
30	寝返りをうてるが，自分で起きられない。	
20	寝返りに介助がいる。	
10	自分で動こうとしない。	
0	死。	

※「Jランク」は外出可能で，終末期にそぐわないため除外。
→ JからABCに低下してきたときから評価する。
*1 腰掛け：背もたれなし座位

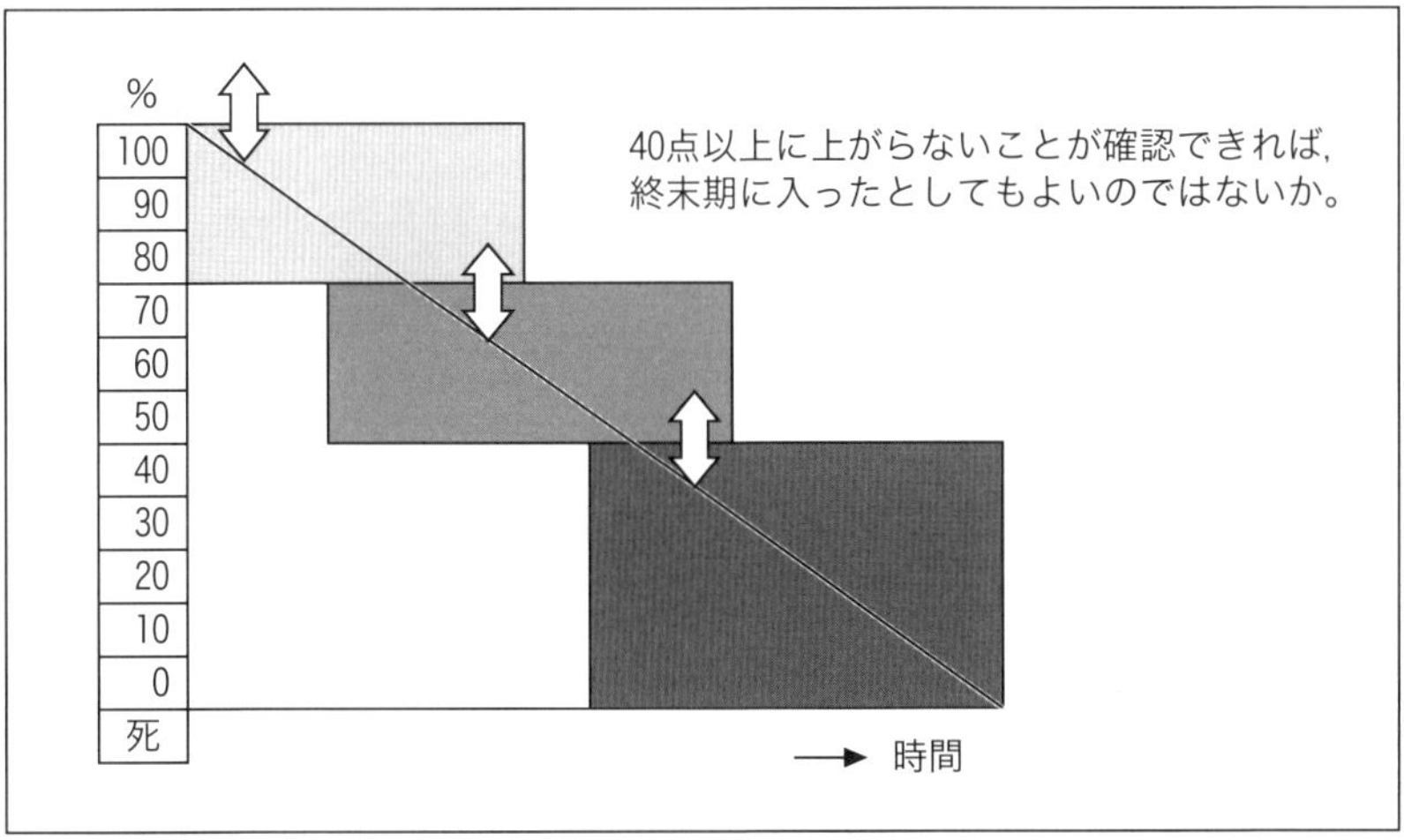

図10 「終末期」という時期

われます。現実的にはそうはならないで、Aランクの中を少しずつ波打ちながら落ちてきて、Bランクに落ちたり上がったりしつつ、やがて、BランクからAランクには上がらない時期が来るはずです。BランクからCランクに至るときも同様でしょう。もうCランクから上にいくのは難しいと判断したときが、終末期に入ったと判断をしてはどうかと考えているのです。

このように、人の身体機能が低下すると考えると、**図11**のように線の右側が膨らむような低下の仕方のほうが、**図12**のように左にへこんだような低下より活動的な時間が長くて望ましいと思います。これは誰しも納得することでしょう。そして、おそらく多くの人は、この二つの線の間を小さな波をうちながら下降していくと思われます。

どのような線をたどる人が多いのか、それを求める必要があります。その線（標準線）が引ければ、その線に比べてどれほどずれているかを見るのです。その線には標準偏差の幅があるでしょうから、その中に入っていれば普通、それより右に膨らんでいればよし、左にへこめばよくない、となります（**図13**）。そのとき当然ながら、**図13**に見るように、「よい」の場合は線が四〇点ラインすなわちCランクに入るのが遅く、「よくない」場合はその線が四〇点ラインに入るのが早くなります。その期間を比較するのです。

人によって線の傾斜が違いますから、四〇点ラインを切ったときから死に至る期間を見れば、死に至る状態が概ねわかると思います。寝たきりの期間が短ければ、それがよいに決まっているからです。

この評価をするにはどうしても標準線を出さないとなりませんから、多くの症例について同一評価に

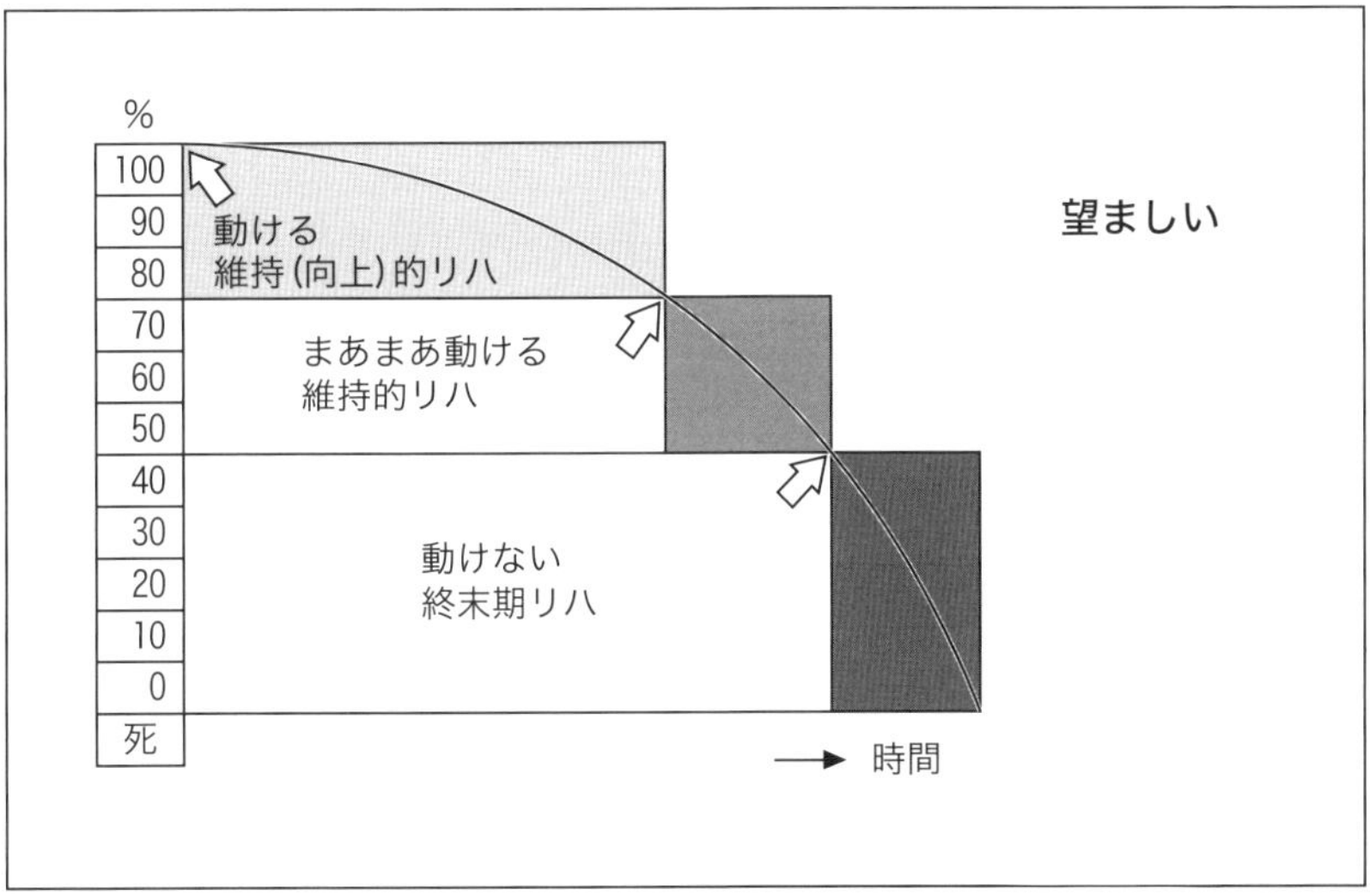

図11　「終末期」のケアと身体活動(イメージ)①

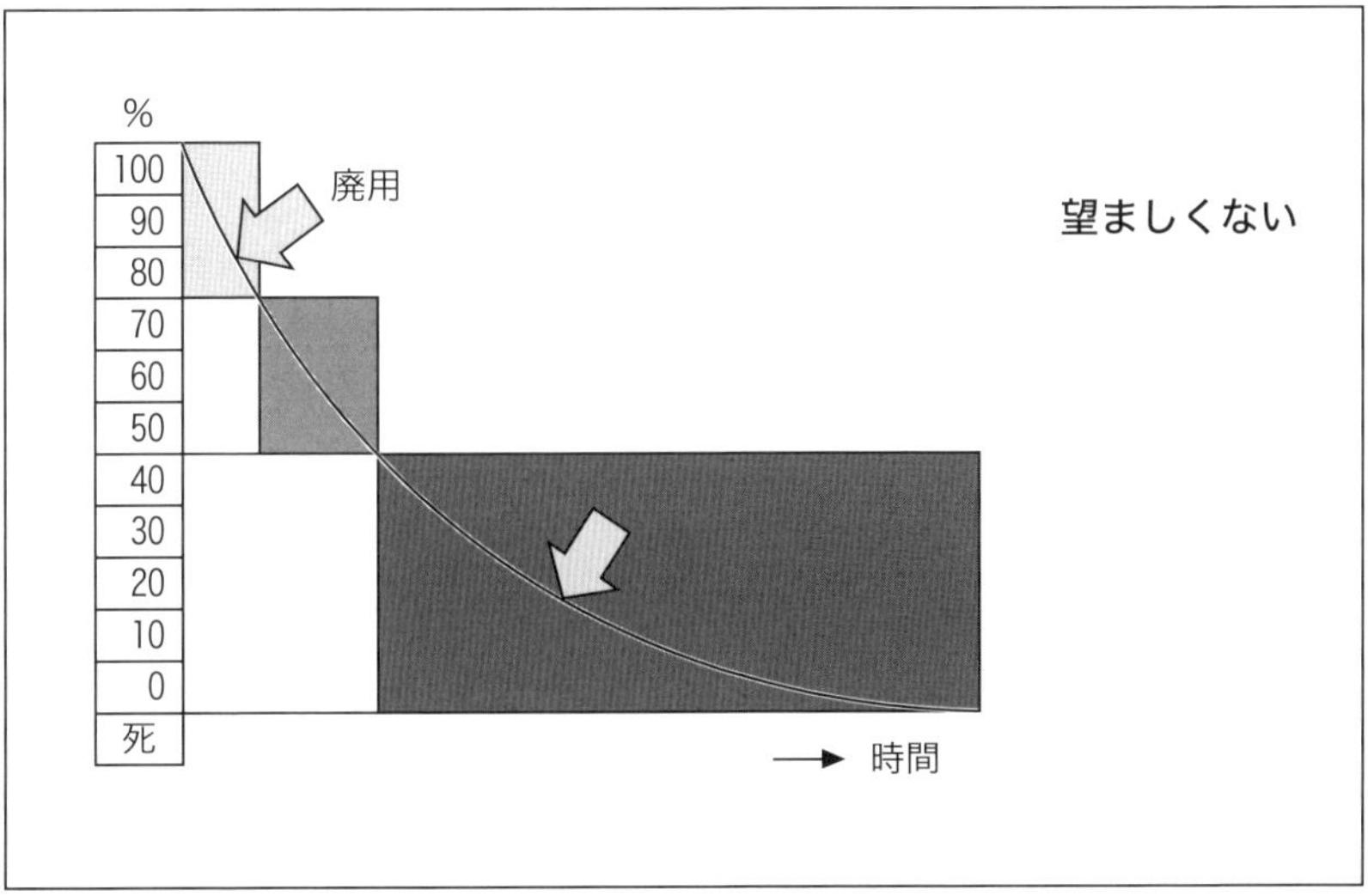

図12　「終末期」のケアと身体活動（イメージ）②

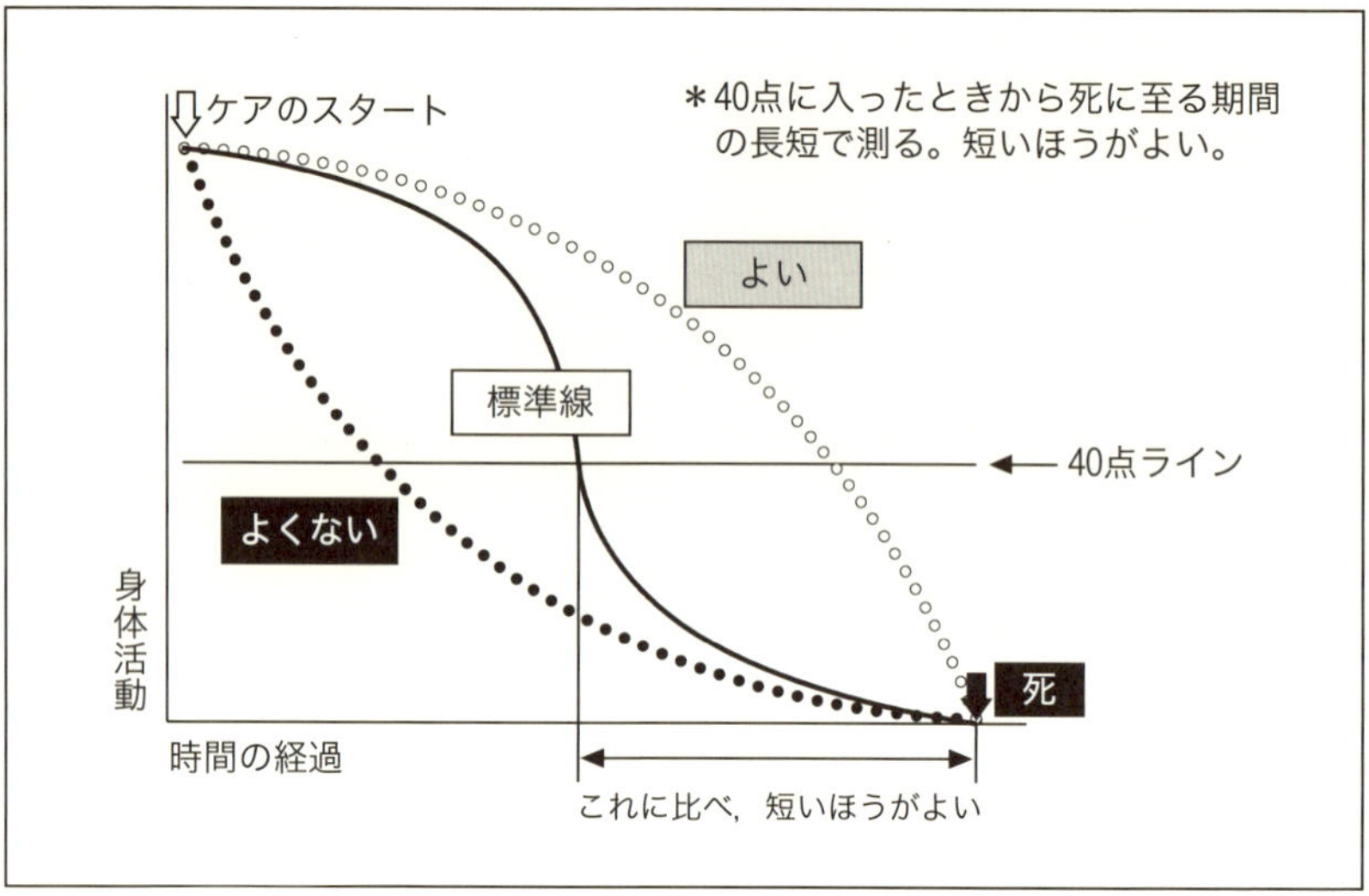

図13　標準化で予想される身体活動の低下の線と判定

よる調査が必要です。一つの施設や病院ではなかなか出ないかもしれませんが、時間をかければ、また、協力病院や施設が集まれば不可能ではありません。右肩下がりの評価をしようというのですから、その労を惜しんではならないでしょう。

実はこの評価法は身体機能が一〇点ずつに分かれていますが、Cランクから上に上がれば機能が改善したことになり、トイレに行けるか否かについての動作目標に使うことができます。ケアの評価だけでなく、動作訓練にも使えますから、介護の現場でぜひ使ってほしいと思います。

2 身体総合評価（ご遺体の観察による）

この評価は、ご遺体を外観により観察することで行います。**表5**に示すように、各項目について観察して点数をつけます。この点数は減点ですから、多いとよくないことになります。ケアの開始時点で点数をつけておき、ケア終了時または死亡時に同様に評価します。総合点が減っていれば、その間のケアがよかったことになります（**図14**）。心理的なことは一切入っていません。右肩下がりの人の心理的な評価をするのは困難ですし、意識のはっきりしない人の場合は不可能です。したがって、身体の状態によってのみ行います。

現在の評価表は、項目、点数とも完成されたものではありません。私の考えでは数人のベテランの看護師さんか介護士さんがあたってくれれば、それぞれの点数に重みづけができると考えています。現場の人たちの考えを待っています。

この点数の推移を見て、事業所全体のケアの善し悪しがある程度判断できるわけで、それに応じて報奨する仕組みをつくれば、介護にあたる人たちは大いにやる気が出てくると思います。

写真4・5・6に見られるような状態が、人間らしい姿とはとうてい思えません。これらは、ケアをした者全体の責任ではないかと思います。そのためにも、介護期・終末期のリハの本質を考え、手法

表5　終末期身体総合評価（大田案 Ver. 4．2013. 4. 22）

顔　貌	普通	0	
	極度の痩せ	3	
	極度の浮腫	3	首がのけぞる
	異様な顔貌	5	
皮　膚	普通	0	(小) ピンチ以下 (中) ピンチ〜手のひら (大) 手のひらより大 ・複数の床ずれ →それぞれ加算 ・気管切開や胃ろうの傷は除く
	床ずれ (小)	1	
	床ずれ (中)	3	
	床ずれ (大)	5	
	清潔にできない場所	3	
	傷やあざ	5	
	皮膚の汚れ	3	
口　腔	きちんと閉じる	0	(小) 縦に指1本 (中) 縦に指2本 (大) 縦に指3本
	口が開く (小)	1	
	口が開く (中)	3	
	口が開く (大)	5	
	入れ歯が入らない	2	
	極度の舌苔や歯石	5	
上　肢	組める	0	
	組めないが手が重なる	1	
	手が重ならない	3	
	両肘が肩幅より広い	5	
下　肢	それぞれ10度以下の拘縮	0	
	股関節の45度以上の屈曲拘縮	5	
	両膝が肩幅より広い拘縮	5	
	足関節の45度以上の底屈拘縮	5	

→ 減点法で採点する

0 ……… よい
1〜3 …… 普通
4〜9 …… 少し悪い
10〜15 …… かなり悪い
16 ……… 非常に悪い

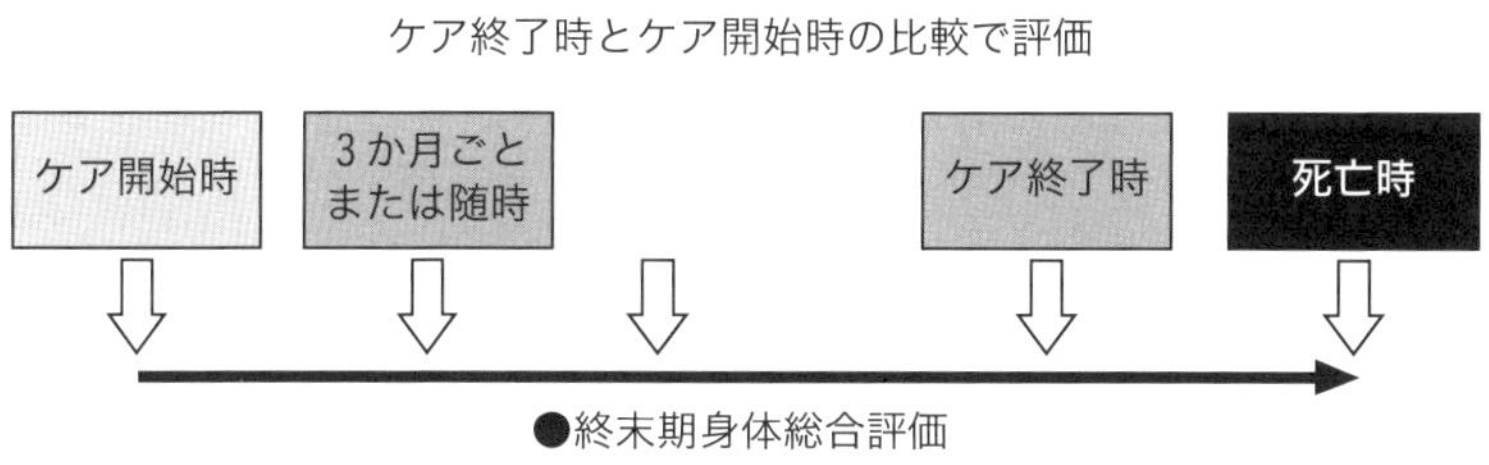

図14　介護期・終末期のケアの評価

開いた口がふさがらなくては，死に化粧が整わない
当然，減点の対象になる

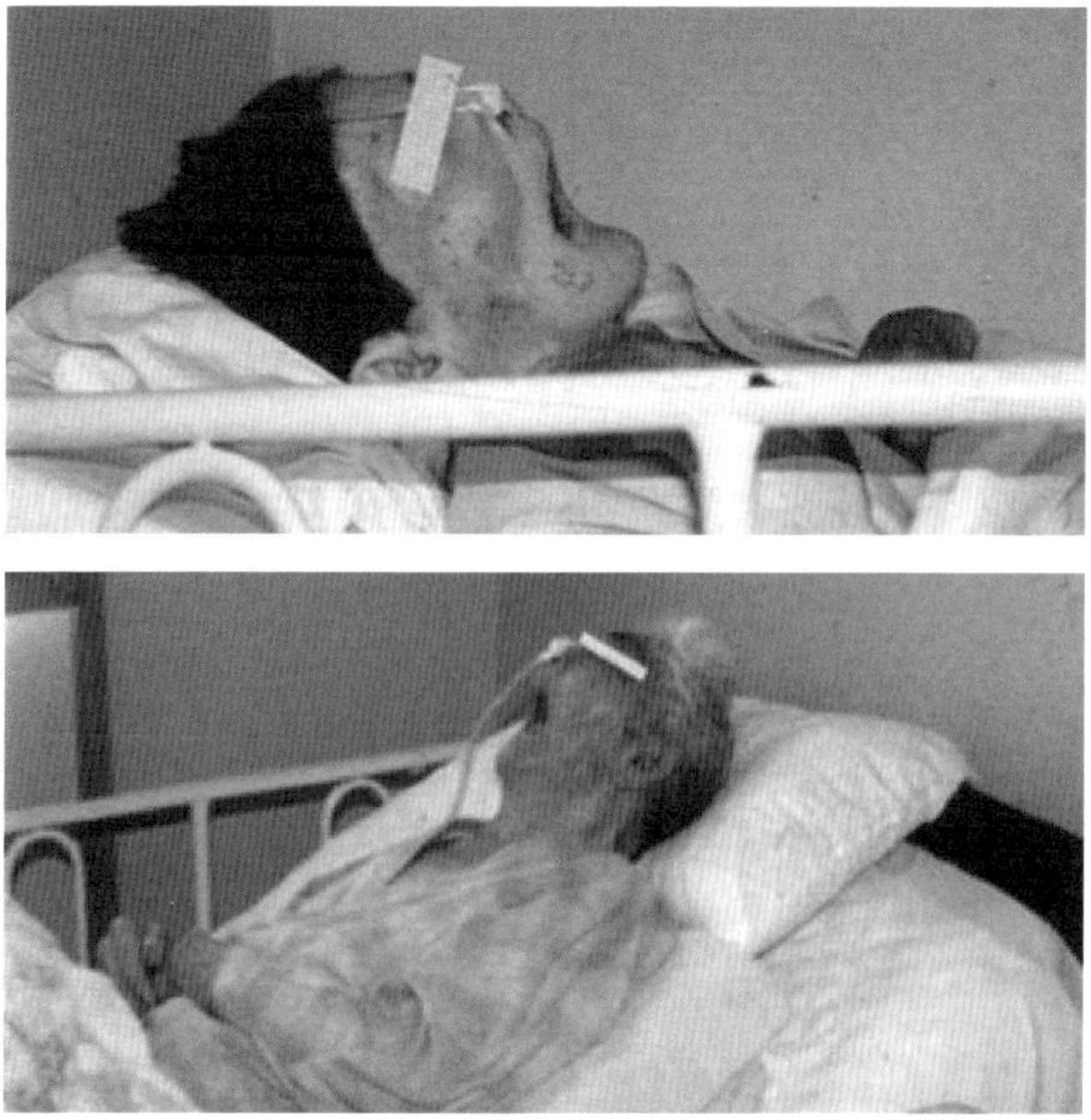

写真4　人間として「ハビリス」は保たれているか①

人の口の中がこれでよいのか

どのくらい減点すればよいか

舌苔▶

歯石▶

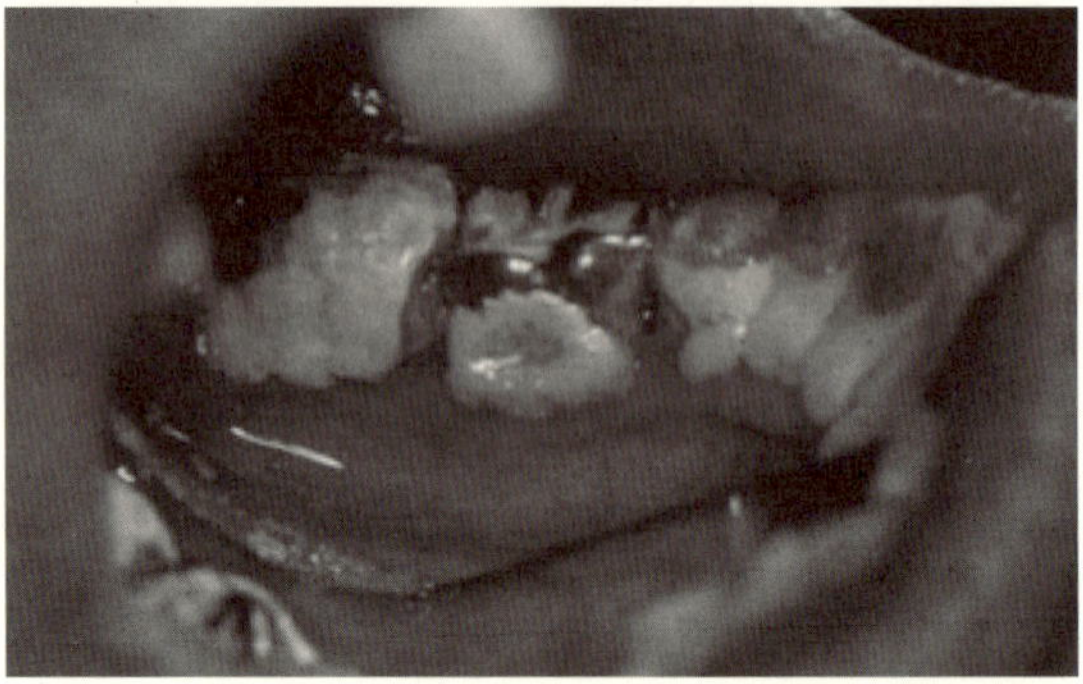

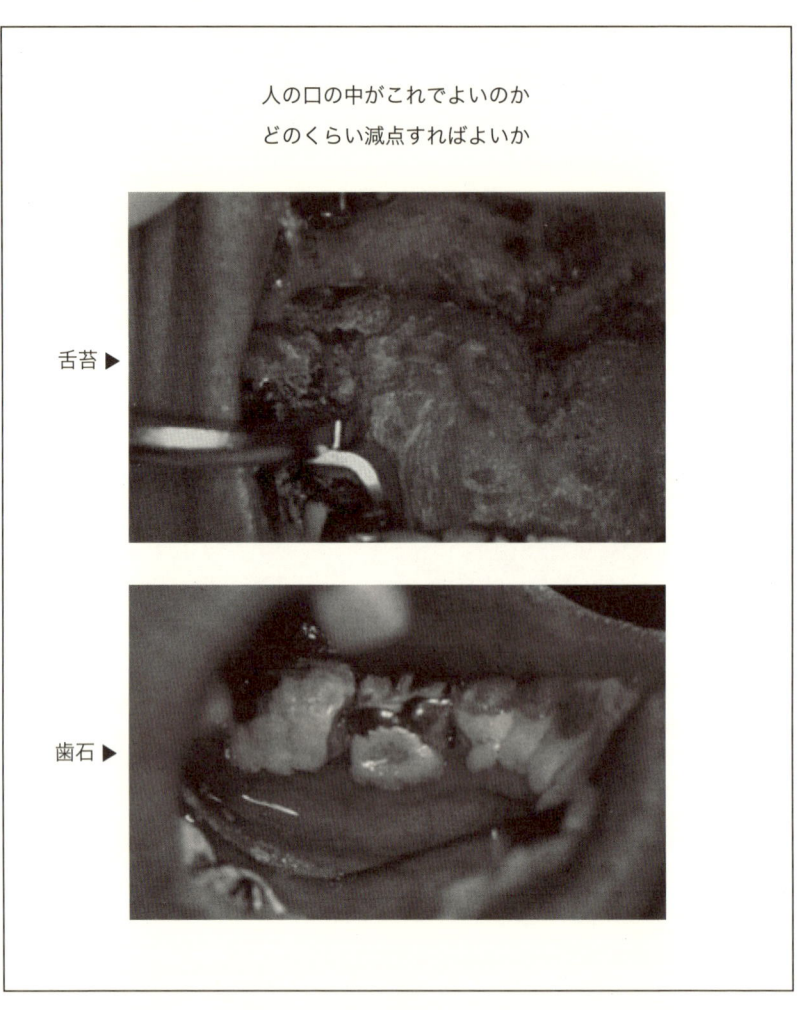

写真5　人間として「ハビリス」は保たれているか②

人の身体がこのようであっていいのか ── かなりの減点だろう

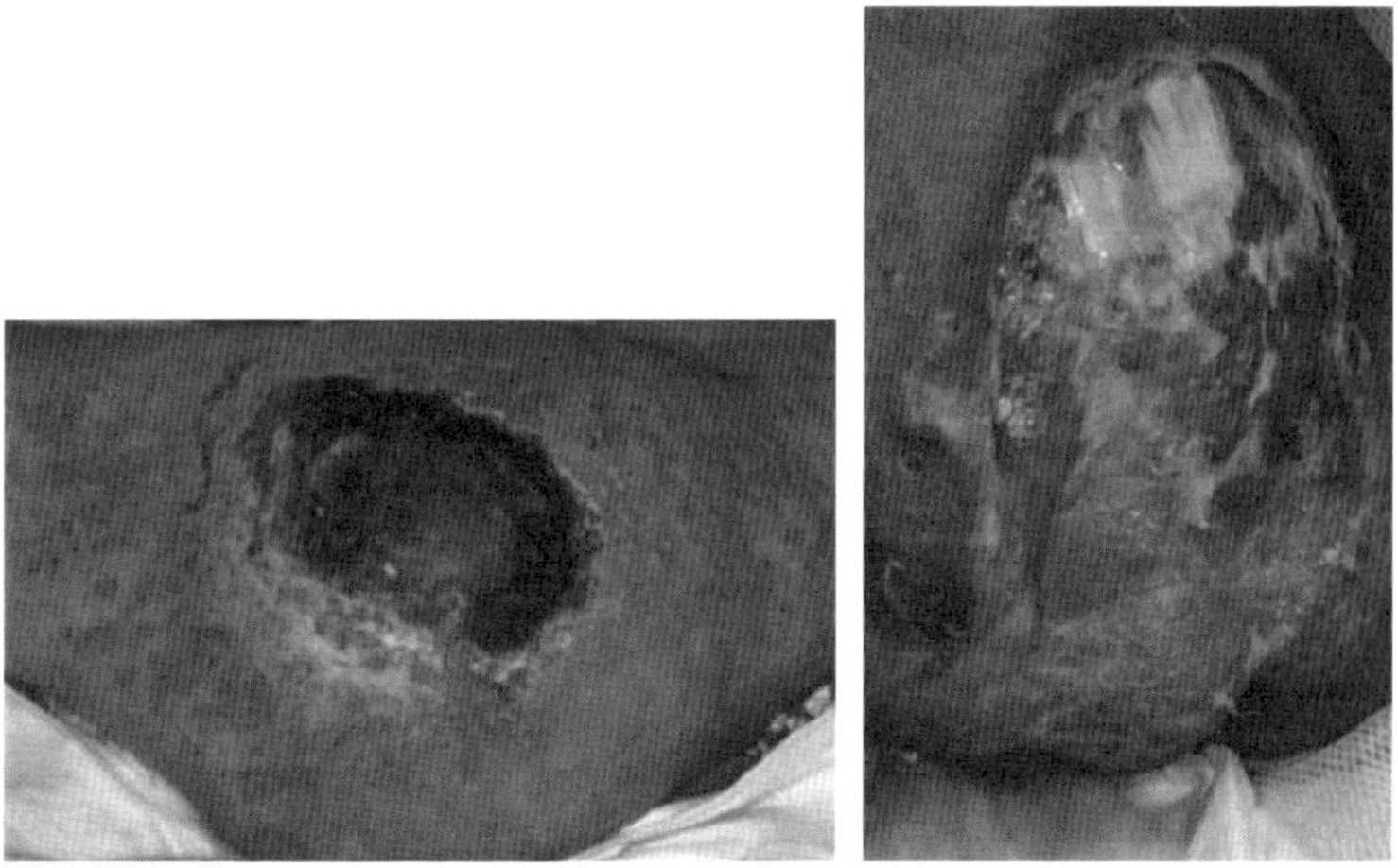

▲ 床ずれ（褥瘡）

写真6　人間として「ハビリス」は保たれているか③

を駆使しなければならないでしょう。

豊富な施設ケアでの経験から、鳥海房枝氏は「ご遺体は介護の通信簿」であるとして、死の姿からケアを検証することの重要性を述べておられます。私もまったく同感です。

「究極の介護はきれいなご遺体をつくりあげることで、究極のリハはそれを支援することである」というのが、偽りのない私の思いです。

おわりに

人は、どんなに努力をしても加齢には勝てません。心身の生理的能力の低下は避けられず、それに加えて外傷や環境などの因子で生活がひとたび不活発になると、高齢者の体力は一気に低下します。日本老年医学会では最近、フレイル（虚弱）という言葉をつくり、対策を呼びかけています。とてもよいことだと思います。超高齢社会に向かって、医療や介護はすでに破綻しかねないほどひっ迫しているので、まさに、介護予防の対応は喫緊《きっきん》の課題です。

それにしても、この時期にフレイルといって会員に呼びかけるのは、遅きに失しているようにも思います。なぜなら、フレイルに該当すると思われる高齢者は、かつて、介護予防が言われるようになった平成十八年度（二〇〇六年度）に、虚弱高齢者として介護予防の対象になっていたのです。この呼称は、三年後に特定高齢者と呼び替えられ、そのまた三年後に介護保険の改定にあたって二次予防事業対象者となり、世を挙げて、その対策に取り組んでいるのです。

学問としてフレイルを定義しその原因を探るのはよいのですが、夥《おびただ》しい数の虚弱高齢者の介護予防に苦労している市町村に役立つよう早く結論を出してほしいと思います。燃え盛っている火を前にして、火災の原因を探るよりまず火を消すことを考えなければなりません。日本老年医学会はやや出遅れているのではないかと思います。

歳をとれば、右肩下がりに機能が低下するのは避けられません。リハや介護の世界では、右肩下がりの人たちのお世話をしても、提供したそのサービス効果が評価されないとやる気が出ないでしょう。介護評価はその最たるもので、殊に、終末を迎える人に対しては評価されないのですから気合いが入らなくても仕方がないでしょう。たとえ困難があっても、協力しあって、右肩下がりの人たちへのサービスを評価する手法を、考え出さなければならないと思います。

終末期リハは「リハビリテーションは誰も切り捨てない」ことの意思表示でした。しかし、その意図するところはまだ十分に世の中に浸透したとは思えません。まだまだ努力がいるでしょう。そうこうしているうちに、重度障害児の母親や交通事故で重度の障害者になった夫を看ている奥さんから、「うちの子ども」、「うちの夫」は終末期でしょうか？　と尋ねられ、追い詰められたような気持ちで「介護期」という言葉をつくったのです。しかし、この言葉ができたことで、介護の世界にリハの考え方と手法をもち込みやすくなったのは事実です。

何やかやとリハのことを考え続けた五〇年でした。その挙句にたどりついたのは、実は、介護期リハでも終末期リハでもなく、「リハビリテーションとは何か？」という根源的な問題でした。「リハビリテーション」という言葉の整理と言ってよいかもしれません。どういうことかと言えば、今は、「リハビリテーション」が診療報酬の中の理学療法、作業療法、言語聴覚療法に限られてしまって、「リハビリテーション」が理念としてもっているＱＯＬの意味が脱落してしまったことにあります。本来はラテン語の「ハビリス」から生まれた言葉で、どんなに歳をとっても、どんな障害があっても、人間らしく暮らす、人間らしくある、という意味であるのに、それが欠落ないしは希薄化しすぎたためそのことを反省し、元の意味を挽回しようという意図もあったのです。

もし、理念を表す言葉を「ハビリス」とし、それがどのようなステージであっても大切にされるなら、あえて終末期とか介護期とか言わなくてもよかったのです。それが残念なことにリハが、診療報酬の三手法に限られてしまったため、報酬制度のしがらみのなかで、右肩上がりの機能評価が重視されるようになり、結果として、リハは機能が向上しない人たちを切り捨ててしまうことになってしまったのです。

いずれにしても、超高齢社会では、機能が右肩下がりである高齢者を否応なしにお世話しなければなりません。そのとき、機能向上ではなく、少しでも人間らしさを保証するためのサービスが提供されることを願っています。それにはリハの手法が欠かせません。そして、当然それへの対価があってよいとも思っています。二〇一三年（平成二十五年）に、全国介護・終末期リハ・ケア研究会が開催されました。すぐ学会に発展するでしょう。現場の人たちが率直な意見を交換し、少々遅れをとっているこの領域のリハが発展することを願っています。

本書を上梓するにあたり、荘道社の佐藤荘介氏、稲葉岬子氏に、また、資料の整理などいつもながらお世話になった秘書の武田直子女史に感謝申しあげます。

二〇一四年　十二月

大田仁史

引用・参考文献

(1) 大田仁史「住民ボランティア活動とリハ専門職のプロボノ活動の協働」第51回日本リハビリテーション医学会学術集会シンポジウム6、社会・環境への対応—活動を支える、二〇一四年

(2) 嵯峨生馬『プロボノ—新しい社会貢献新しい働き方』勁草書房、二〇一一年

(3)「改正・介護保険法」平成二十三年改正、平成二十四年施行

(4) 増田寛也編著『地方消滅—東京一極集中が招く人口急減』中公新書、二〇一四年

(5) 大田仁史『地域リハビリテーション原論 Ver.6』、医歯薬出版、二〇一四年

(6) 大田仁史『団塊と介護—介護受難の時代にどう備えるか』講談社、二〇一一年

(7) 大田仁史『よりぬきリハビリ忍法帖』茨城新聞社、二〇一四年

(8) 茨城県立健康プラザ『シルバーリハビリ体操指導士養成講習会 テキストVer.9』、二〇一四年

(9) 福田卓民、沖田 実『エンド・オブ・ライフケアとしての拘縮対策—美しい姿で最期を迎えていただくために』三輪書店、二〇一四年

(10) 大田仁史『介護予防と終末期リハビリテーション』大田仁史講演集3、荘道社、二〇〇九年

(11) 稲葉陽二『ソーシャルキャピタル入門—孤立から絆へ』中公新書、二〇一一年

(12) 増田直紀『私たちはどうつながっているか—ネットワークの科学を応用する』中公新書、二〇〇七年

(13) 今村晴彦、園田紫乃、金子郁容『コミュニティのちから—〝遠慮がちな〟ソーシャル・キャピタルの発見』慶応義塾大学出版会、二〇一〇年

(14) 大田仁史『住民参加の介護予防—茨城県の介護予防とシルバーリハビリ体操』大田仁史講演集2、荘道社、二〇〇九年

(15)「介護保険情報補とフォトレポート—シルバーリハビリ体操指導士10周年記念フォーラム」介護保険情報、二〇一三年十二月

(16) 砂原茂一『リハビリテーション』岩波新書、一九八〇年

(17) 大田仁史「維持期リハビリテーションのあとに『終末期リハビリテーション』を提案する」日本リハビリテーション病院・施設協会67号、一四〜一六頁、二〇〇〇年

(18) 大田仁史「思想としての終末期リハビリテーション」訪問看護と介護5(12)、九六八〜九七二頁、二〇〇〇年

(19) 大田仁史『終末期リハビリテーション』荘道社、二〇〇二年

(20) 大田仁史、伊藤直栄監修・著、真寿田三葉『実技・終末期のリハビリテーション』荘道社、二〇〇三年
(21) 大田仁史『介護期リハビリテーションのすすめ』青海社、二〇一〇年
(22) 日本老年医学会「高齢者の終末期の医療およびケアに関する日本老年医学会の『立場表明』」二〇一二年一月二十八日理事会承認
(23) 大田仁史『「ハビリス」を考える(Ⅰ〜Ⅳ)』三輪書店、(Ⅰ)二〇一一、(Ⅱ)二〇一二、(Ⅲ)二〇一三、(Ⅳ)、二〇一四年
(24) 高齢者介護研究会(堀田 力委員長)報告書「二〇一五年の高齢者介護——高齢者の尊厳を支えるケアの確立に向けて」二〇〇三年
(25) 内閣府「高齢社会対策 高齢者のための国連原則」二〇一四年
(26) 大田仁史編著、鳥海房枝、田邊康二『終末期介護への提言——「死の姿」から学ぶケア』中央法規出版、二〇一〇年

●著者紹介

大田仁史（おおた ひとし）

昭和11年7月9日生まれ

昭和37年　東京医科歯科大学医学部卒業　医学博士

現　　在　茨城県立健康プラザ管理者／茨城県立医療大学名誉教授／日本リハビリテーション医学会専門医／日本リハビリテーション病院・施設協会顧問／茨城県地域リハビリテーション普及促進協議会会長／茨城県介護予防推進委員会委員長／いきいきヘルス体操普及協会主宰、他

著　　書　『いきいきヘルス体操』『リハビリエッセイ 完本 心にふれる』『堪忍袋の緒』『かばい手の思想』『改訂 介護予防』『新・芯から支える』『終末期リハビリテーション』『大田仁史講演集(1)〜(7)』『新・老いぬさまでいよう(1)(2)』（以上、荘道社）、『地域リハビリテーション原論 Ver.1〜6』（医歯薬出版）、『介護予防のいっぱつ体操』（NHK出版）、『老いぬさまでいよう』（茨城新聞社）、『大田仁史の「ハビリス」を考える──リハビリ備忘録Ⅰ〜Ⅳ』（三輪書店）、『介護予防リハビリ体操大全集』『団塊と介護』（以上、講談社）、他多数

※本書の印税は、すべていきいきヘルス体操の普及活動のために使われます。

介護予防と介護期・終末期リハビリテーション

2015年3月30日　初版第1刷発行©

著　者　大田仁史
発行者　佐藤荘介
発行所　株式会社 荘道社
〒102-0072　東京都千代田区飯田橋 1-7-10
電話　03-3222-5315　FAX　03-3222-1577
http://www.soudousha.co.jp/
印刷・製本　三報社印刷 株式会社
表紙・カバー・本扉デザイン　株式会社 デザインコンビビア

乱丁・落丁本はお取替えいたします。　Printed in Japan
無断転載禁　ISBN978-4-908167-02-7